为『艾』心动

健康『灸』来

卫琴 主编

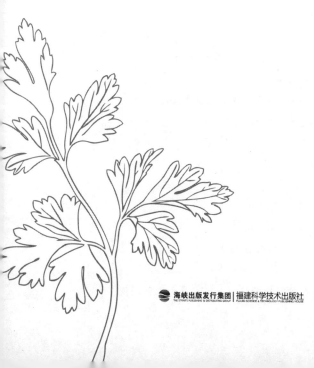

海峡出版发行集团 福建科学技术出版社
THE STRAITS PUBLISHING & DISTRIBUTING GROUP | FUJIAN SCIENCE & TECHNOLOGY PUBLISHING HOUSE

图书在版编目（CIP）数据

为"艾"心动　健康"灸"来 / 卫琴主编 . —福州：
福建科学技术出版社，2023.10
ISBN 978-7-5335-7023-1

Ⅰ . ①为… Ⅱ . ①卫… Ⅲ . ①艾灸 Ⅳ . ① R245.81

中国国家版本馆 CIP 数据核字（2023）第 091163 号

书　　名　为"艾"心动　健康"灸"来
主　　编　卫　琴
出版发行　福建科学技术出版社
社　　址　福州市东水路 76 号（邮编 350001）
网　　址　www.fjstp.com
经　　销　福建新华发行（集团）有限责任公司
印　　刷　四川科德彩色数码科技有限公司
开　　本　889 毫米 ×1194 毫米　1 / 32
印　　张　10.125
字　　数　206 千字
版　　次　2023 年 10 月第 1 版
印　　次　2023 年 10 月第 1 次印刷
书　　号　ISBN 978-7-5335-7023-1
定　　价　78.00 元
书中如有印装质量问题，可直接向本社调换

编委会

主　编：卫　琴

编　委：董　华　谢小男　代莉莉

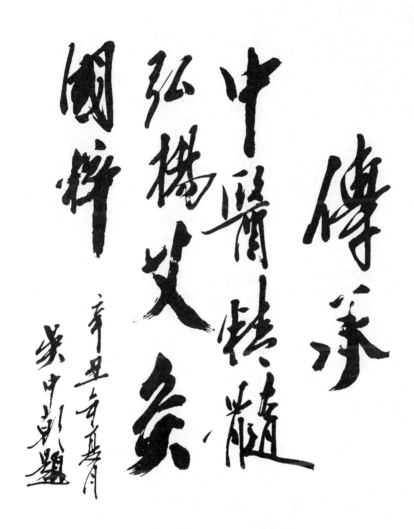

传承中医精髓 弘扬艾灸国粹

辛丑六月 炙中朝题

国家级名老中医　中央保健会诊专家
中国中医科学院针灸研究所副所长
中国民族医药学会艾灸分会会长
吴中朝教授题词

序

　　收到了学生卫琴新作《为"艾"心动 健康"灸"来》的样稿，悉心阅读，甚为欣慰，感思万千。《黄帝内经·灵枢》"官能"篇曰："针所不为，灸之所宜……阴阳皆虚，火自当之……经陷下者，火则当之，经络坚紧，火所治之。"《医学入门》云："凡病药之不及，针之不到，必须灸之。"《扁鹊心书》云："医之治病用灸，如煮菜需薪，今人不能治大病，良由不知灸艾故也。世有百余种大病，不用灸艾、丹药，如何救得性命，劫得病回?"然观当今针灸临床，仍存在重针轻灸倾向，严重影响了疾病疗效的取得及学科的发展。艾灸作为中医重要外治技术，具有温经散寒、调和气血、补虚培本等作用。现代研究也表明艾灸可调节运动、消化、循环、内分泌、生殖泌尿、免疫、血液等人体各大系统，尤其在养生保健、延年益寿、康复治疗、预防疾病等方面的作用和优势难以被替代。

　　卫琴是中国民族医药学会艾灸分会常务理事，2017 年师承于我门下。她始终怀有一颗仁心，忧病患之所忧，乐病痛祛除之所乐，求知若饥，虚心若愚，博极医源，阅读大量灸疗书籍，潜心于艾灸理论及实践研究十余年。她擅长精准寻穴和研究经络走向，对艾灸疗法的掌握十分到位，其艾灸技术在传统方法基础上多有发展和突破，并不断总结、拓宽和推广灸法的临床应用范围，调理各种常见病和许多疑难杂症往往收获奇效。时至今日此佳作，是她刻苦自励，精勤不倦之所得，也是其扎实中医基础理论指导下的临床生动验案。

本书和传统艾灸书籍相比又有其自身显著的特色。卫琴以周楣声的"灸感三相"思想为指导，在长期灸疗实践的反复验证中，由感性到理性，由片段到综合，逐渐形成了自己独特的灸疗思想和方法。一是以灸调理伤筋病。注重"灸感传导"，认为灸感需循经定向传至病处，且不以灸感至病处为终点，而是循经再灸。当灸感不明显时配合使用针刺或相关手法激发灸感传导。二是将手持灸与灸架悬灸深度融合，发挥优势补短板。她感悟到只有在采用特定的灸疗作用方式下，才能获得充分的作用量，人体才能发生特有的反应。两种灸法的艾条均为定制，以使灸感更易发生。其中手持灸的艾条直径为2.5厘米，顺时针为补、逆时针为泻，着重灸主穴及四肢小穴，手持灸使用的是自主研发的手持悬灸器。悬灸架使用的艾条直径为7厘米，着重灸背部、胸腹部腧穴。两种灸法均强调重灸，精准把握灸量，以迅速激活体内正气。三是辨证施灸。在对疾病辨证的基础上，通过循经灸和保健灸的同频共振、同向聚合作用以达到通经络、强脏腑的"双驱动"作用。四是善用隔药灸。通过艾灸、药饼和穴位三者共同作用以加强疗效。

《淮南子·修务训》言："世俗之人多尊古而贱今，故为道者必托之于神农、黄帝而后能入说。"《为"艾"心动　健康"灸"来》一书凝聚了作者长期临床实践的体会和感悟，旨在弘扬艾灸技艺和文化，不仅溯源崇本，总结了诸医学著作之精华，又对艾灸医术有所创新和提高。该书言简意赅、图文并茂，集知识性、专业性、普及性、实用性、趣味性于一体，可满足不同层次人群阅读的需求。该书不仅阐释了经络、穴位和艾灸的功效，还介绍了探穴和艾条的选择方法，以及灸后反应。对于初学者，可作为艾灸的入门宝典，对于艾灸专业人士，可从本书许多创新的方法和生动的验案中获得灵感和启发，拓宽思路。

"良医不废外治"，通过医界同仁的共同努力，在防治疾病、康复保健、养生美容等人类健康事业中，艾灸疗法必将焕发出更加绚丽夺目的光彩！

值兹大作付梓在即，乐而为之序！

倪光夏

目录 Contents

探秘艾灸

什么是艾灸

　　艾灸是以艾叶为主要材料制成艾绒、艾条、艾炷，点燃后熏熨或温灼体表穴位或特定部位，借助其温热刺激和药物作用，来平衡人体阴阳、扶正祛邪、调节经络脏腑功能以达到防治疾病的一种方法。

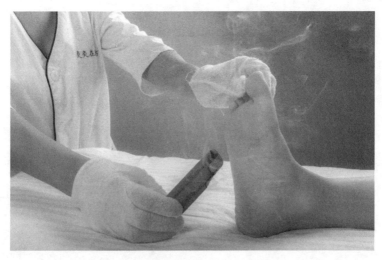

艾灸

艾之史，灸之事

中医有三宝，称之为"一根针、一碗汤、一炷灸"，"一炷灸"即为艾灸。中医医学巨著《黄帝内经》曰"针所不为，灸之所宜"，《医学入门》中更有记载"药之不及，针之不到，必须灸之"。在几千年的医学史跌宕中，艾灸亦在其中有着自己的"波澜起伏"，不断发展、沉淀、绽放。无论是"非典"时期的预防治疗，还是对抗新冠病毒感染时期的"临危受命"，艾灸始终都在用自己独有的疗效在中西领域占据重要位置。那么，神秘之"艾"与神奇之"灸"是如何实现了长久而稳固的"联姻"呢？

灸，起源于火。针，起源于石。若要论个先来后到，艾灸出现的时间甚至要早于针灸。艾灸产生于远古时代，是中华民族最古老的医术之一。从原始人学会保存火种和"钻木起火"开始，灸法也应运而生，如今已在人类文明进程及医学发展史上有着举足轻重的影响力和巨大作用。尤其在我国古代，许多精通方药和针灸的医学大家在实际治疗中都偏爱灸法，被誉为神医的华佗在给患者治疗疾病时亦多采用灸法，他一般选用一两个穴位，每个穴位灸七八壮，病就能当场痊愈。

　　艾灸的主要材料，古今均以艾叶为主；艾叶性温，味苦、辛，归肝、脾、肾经，具有理气血、逐寒湿、温经、止血、安胎的作用。艾灸则是以艾为原料，点燃后放在腧穴或病变部位，进行烧灼、熏熨，通过温热刺激及药物的作用，经过经络的传导，达到温通气血、扶正祛邪的功效。一是调阴阳，人体阴阳平衡则身体健康，而阴阳失衡就会发病，艾灸能使失衡的阴阳重新恢复平衡。二是和气血，气是生命之源，血为物质基础，艾灸可补气养血、疏理气机，以达养生保健的目的。三是通经络，艾灸借助其温热肌肤的作用，活血通络，以达治疗寒凝血滞、经络痹阻所引起的各种病证之效。四是扶正气，《黄帝内经》认为"正气存内，则邪不可干"，艾灸通过对某些穴位施灸可以培扶人体正气，增强机体防病抗病能力。《本草从新》中曾载："艾叶苦辛，生温熟热，具有纯阳之性，能回垂绝之阳，通十二经，走三阴，理气血，逐寒湿，暖子宫……以之灸火，能透诸经而除百病。"《神灸经论》有云："夫灸取于人，以火性热而至速，体柔而刚用，能消阴翳，走而不守，善入脏腑，取艾之辛香作炷，能通十二经，入三阴，理气血，以治百病，效如反掌。"数千年来，历代医家和劳动人民在与疾病斗争的过程中，积累了大量利用艾灸调理疾病的临床经验，使艾灸逐步形成了系统的理论。由于艾灸成本低廉，操作方便，其适应证又很广，效用显著，既可艾灸病症，又能强身健体，所以艾灸自现世以来都深受广大人民群众的喜爱。

　　艾灸具体起源于何时已无证可考，但因其用火，所以可追溯到人类掌握和利用火的旧石器时代。正是火的使用让人们认识到，用火适当熏烤或烧灼身体的某些部位，可以减轻或治愈某些病痛。于是，远古的先民就采用火烧灼身体固定部位的方法治疗疾病，这便是艾灸的雏形。后来，又经过不断实践，人们最终选用了既易点燃又有药理作用的艾草作为艾灸的主要材料，于是将这种方法称为艾灸。

关于艾灸的记载亦可以追溯到殷商时代。在出土的殷商甲骨文中，有这样一个字：形象为一个人躺在床上，腹部安放着一撮草，很像用艾灸治病的示意图。另外，长沙马王堆出土的《五十二病方》也记载了许多艾灸，其中有"以艾裹，以艾灸癫者中颠，令烂而已"的说法。同一时期，《黄帝内经·灵枢》"官能"篇中亦有"针所不为，灸之所宜"的记载。《孟子》"离娄"篇中说："七年之病，求三年之艾，苟为不蓄，终身不得。"由此可见，在春秋战国时代，艾灸已被广泛使用。

伴随着中医的发展，艾灸技术也在不断完善。东汉医家张仲景，提出"阳证宜针，阴证宜灸"的见解。在《伤寒论》中，涉及艾灸的内容 12 条，许多条文有"可火""不可火"的记载。三国时出现的我国最早的灸疗专著——《曹氏灸经》，总结了秦汉以来艾灸的经验。到两晋南北朝时期，艾灸已被运用到预防疾病，健身强体等方面，而此时瓦甑灸的发明，也为日后的器械灸打下了基础。

到了唐代，医学家孙思邈提出采用艾灸预防传染病及治疗某些热性病的理论，并开创了艾灸器械运用的先河；至此，艾灸已发展成为一门独立学科，并有了专业的艾灸师。宋元时期艾灸备受重视，国家医疗机构——太医局设针灸专科。北宋灸学著作《铜人腧穴针灸图经》详细地叙述了经络、腧穴等内容；王惟一制造了两具我国最早进行针灸研究的人体模型——铜人，这些对经穴的统一、针灸学的发展起到了很大的促进作用。此时，人们还发明了利用毛茛叶、芥子泥、旱莲草、斑蝥等有刺激性的药物贴敷穴位，使皮肤发疱的灸法。

明代是针灸的发展高峰时期，《针灸大成》《针灸大全》《针灸聚英》等一批针灸著作相继问世。人们开始使用艾条温热灸、桑枝灸、神针火灸、灯火灸、阳燧灸等艾灸。后人通过将艾条温热灸的艾绒中加入药物，发展成为雷火神针、太乙神针。

明末清初，内忧外患，历朝名医编撰之典籍多数流散、失传，针灸学术发展较为缓慢，时至清末，由于"西学东渐"，艾灸法在西方医学的冲击下陷入了停滞发展的境地，但其简便安全，疗效卓著，得以在缺医少药的民间流传下来。

近年来，国内外出现了"中医热""针灸热"，艾灸也随之复兴，并取得了长足的进步，不仅出现了"燎灸""火柴灸""硫黄灸"等新灸法，还发明了电热仪等各种现代艾灸仪器。同时，艾灸在休克、心绞痛、慢性支气管炎、支气管哮喘、骨髓炎、硬皮病、白癜风等疑难病症的防治中取得了较好的效果，并开始被应用到减肥、美容等领域，备受医学界的瞩目。

2020年，突如其来的新冠疫情让所有人猝不及防，无论是传承千年的中医，或是走在时代前沿的西医，一时间都束手无策。在防控新冠疫情时，艾灸体现了"预防为主，防治结合"的治疗思想。在本次疫情中，艾灸的作用主要在以下几个方面：一是提高免疫力。众所周知，免疫力的提高会使病毒的感染概率有所下降，这个原理在平时也一样适用。提高免疫力所艾灸的穴位主要有关元穴、神阙穴、足三里穴等，这是大家艾灸的重穴，另外，根据病毒入侵人体的症状，治疗时应该宣肺清热、宁神镇咳，搭配身柱穴。艾灸在提高免疫力方面的突出贡献，也为众多的抗疫工作者在与疫魔的斗争中争取了时间。二是杀菌消毒。这就是艾烟所发挥的功效，根据实验，艾烟具有良好的杀菌消毒的效果，在疫情防控期间，消毒物质严重匮乏，使用艾烟消毒大大地减缓了病毒感染的概率，很多中医院都在带头使用。根据史书记载，历史上多次瘟疫，都巧妙地使用了艾烟消毒的方式，也包括2003年爆发的"非典"疫情，艾烟立下了汗马功劳。三是促进药物吸收。防疫抗疫，艾灸可期。在疾病初期，国家中医医疗专家组仝小林院士就称其病性属阴，以伤阳为主，治法上要以针对寒邪和湿邪为原则，采用艾灸神阙、关元、气海、中脘、足三里等，可以温阳散寒除湿，调理脾胃，提高机体的免疫功能。中央指导组专家组成员刘清泉院长，称新冠病毒感染为"湿疫"，是感受湿毒邪气而发病，而艾灸自古就是扶阳、祛湿、散寒大药，可培元固本、行气通络、扶阳升阳，灸之，既可提升免疫力，更可防病治病！《中药大辞典》中也特别阐明：艾叶烟熏对结核杆菌、金黄色葡萄球菌、大肠杆菌、枯草杆菌及铜绿假单胞杆菌有显著的灭菌效果，与福尔马林相似，而优于紫外线及乳酸的消毒效果。相信此次疫情中医药的作用大家有目共睹。汤药配合艾灸，这种治疗方式也是中医的常规治疗方式，二者结合，在此次疫情中发挥着"1+1>2"的作用。

艾灸作为我国医学的重要组成部分，自古以来一直对世界医学有着深远影响，针灸先后传入了朝鲜和日本，后又传入亚洲其他国家和欧洲。迄今为止,全世界已有一百多个国家和地区将我国的艾灸作为解除患者病痛的方法之一。作为我国的医学瑰宝,艾灸也应走入寻常百姓家,为解除人们的病痛,造福于民创建奇功。泱泱华夏,千年历史,我们感激中国古人的智慧在危难之时的"力拔山兮气盖世",我们相信传统中医的成就在未来之时的"直挂云帆济沧海",我们坚定艾灸历史的延续在不久的将来会"更上一层楼"。

艾灸的作用

温通经络，祛散寒邪

灸法是以温热刺激为主，火的热力能透达组织深部，温能助阳通经，又能散寒逐痹。因此，凡阳虚导致的虚寒证或寒邪侵袭导致的实寒证，都是灸法的适应范围，这也是灸法作用的重要特点之一。

补虚培本，升阳举陷

灸法能增强脏腑的功能，补益气血，填精益髓。阳气虚弱不固可致上虚下实，气虚下陷，出现脱肛、子宫脱垂、崩漏、久泄久痢、滑胎等症，因此大凡先天不足、后天失养及大病、久病导致的脏腑功能低下、气血虚弱、中气下陷，皆为灸法的适宜病证。许多慢性疾病适宜用灸法治疗，正是基于灸法的这种补虚培本作用，通过扶正以祛邪而起到治疗与保健作用。

行气活血，消肿散结

气为血之帅，血随气行，气得温则行，气行则血亦行。灸之温热刺激，可使气血调和，营卫通畅，起到行气活血、消肿散结的作用。因此，大凡气血凝滞及形成肿块者均是灸法的适宜病证。

拔毒泄热，调节机体

一直以来，人们都认为艾灸主要治疗寒证，不少医家都提出热证禁灸，但也有一些医家赞同热证用艾灸，如《黄帝内经》里提到用艾灸治疗痈疽，唐代《千金要方》里指出艾灸法有宣泄脏腑实热的作用。全国名老中医周楣声就通过实践验证了"热病贵灸""热能引热"的理论。因此，艾灸方法只要使用得当，既能散寒，又能清热，对机体有双向调节的作用。

预防保健，延年益寿

灸法不仅能调理身体，而且还可以激发人体正气，增强抗病能力，起到预防保健的作用。对于中老年人，于无病时或处于亚健康的状况下，长期坚持灸关元、气海、神阙、足三里等穴，不仅可以预防常见的中老年疾病如高血压、中风、糖尿病、冠状动脉粥样硬化性心脏病（冠心病）等的发生，还可以延缓衰老达到益寿延年的目的。因此，灸法又有"保健灸法""长寿灸法"之称。

艾灸的分类

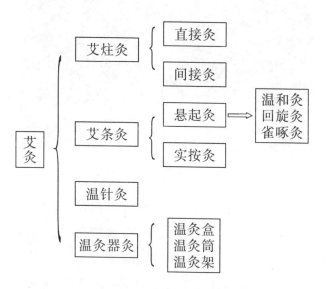

艾灸法的种类十分丰富，艾灸依据操作方式的不同，可分为艾炷灸、艾条灸、温针灸、温灸器灸。

（1）艾炷灸：将艾炷放在穴位上施灸，称为艾炷灸。艾炷灸根据艾炷是否直接置于皮肤穴位上又分为直接灸和间接灸两种。直接灸是将艾炷直接放在皮肤上点燃施灸的方法。间接灸又称隔物灸，是利用其他物品将艾炷与皮肤隔开施灸的一种方法。间接灸法包括隔姜灸、隔蒜灸、隔盐灸、隔附子饼灸等。间接灸法种类繁多，广泛应用于内科、外科、妇科、儿科、五官科等各科疾病。

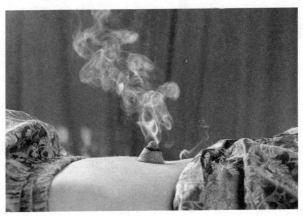

艾炷灸

（2）艾条灸：是用特制的艾条在穴位上熏烤或温熨的施灸方法，称为艾条灸，分为实按灸和悬起灸。实按灸是施灸时在穴位上垫上绵纸，将点燃的艾条趁热放到施术部位上，使热力透达深部，此法多用于顽痹、痿证等。悬起灸是将点燃的艾条悬于施灸部位之上的一种灸法，根据操作方法不同又分为温和灸、回旋灸和雀啄灸三种。

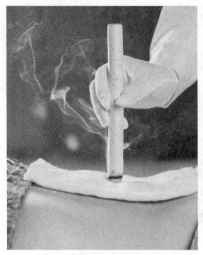
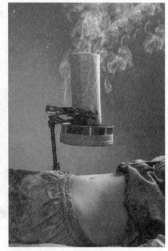

实按灸　　　　　　　　　　悬起灸

温和灸：将
艾卷的一端点燃，
对准施灸的腧穴
部位或患处，距
离皮肤 2～5cm，
进行熏烤，使病
人局部有温热感
而无灼痛，以皮

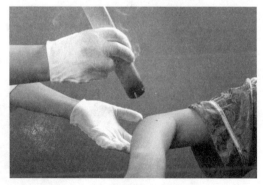

温和灸

肤红晕为度。施灸者手的中指、食指放于被灸穴位两侧，以感知
患者皮肤受热程度。温和灸可以仅让施灸者手持艾条实施，也可
以用施灸器械操作。此法温通经脉、散寒祛邪，多用于灸治慢性
病，临床运用最为广泛。

回旋灸：施灸时，艾卷点燃的一端与施灸皮肤保持在一定的距离，但位置不固定，而是均匀地向左右方向移动或反复旋转地进行施灸，此法热感较广，适用于患部面积较大或风寒湿痹、瘫痪等。

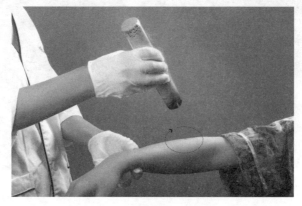

回旋灸

雀啄灸：施灸时，艾卷点燃的一端与施灸皮肤并不固定在一定的距离，而是上下移动，像鸟雀啄食一样，此法热感较强，适用于患部面积小或小儿疾患等。

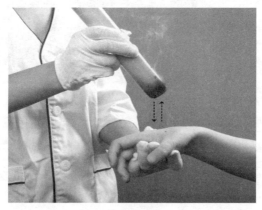

雀啄灸

（3）温针灸：温针灸是针刺与艾灸相结合的一种方法，适用于既需要针刺留针，又需施灸的疾病。

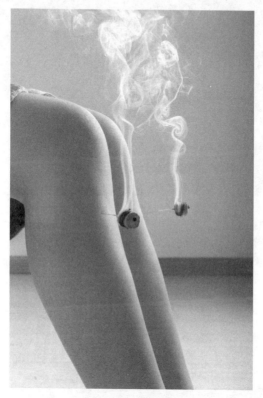

温针灸

（4）温灸器灸：是借助于器械施灸的一种方式。常用的温灸器有温灸盒、温灸筒、温灸架等。

温灸盒是一种特制的盒形灸具，内装艾卷或无烟艾条，适用于较大面积的灸治，尤其适用于腰、背、臀、腹等部位。

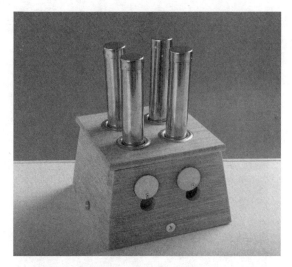

温灸盒

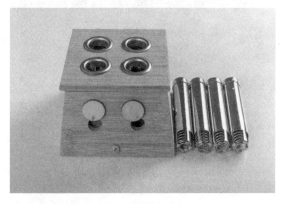

温灸盒

温灸筒为筒状的金属灸具,常用的有平面式和圆锥式两种。平面式底部面积较大,布有许多小孔,内套有小筒,用于放置艾绒施灸,适用于较小面积的施灸。圆锥式底面收小,只有一个小孔,适用于点灸某一个穴位。

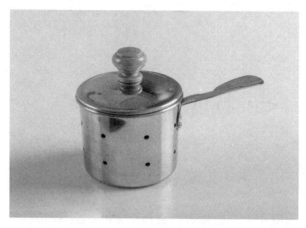

温灸筒

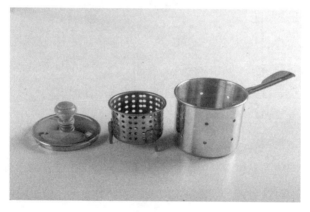

温灸筒

　　温灸架为架形的灸具，将艾卷的一端点燃，插入灸疗架上的孔内施灸，凡艾条温和灸适宜的病症均可使用。

特色灸法及灸具

　　以周楣声的"灸感三相"思想为指导，笔者在长期灸疗实践的反复验证中，由感性到理性，由实践到理论，逐渐形成了独特的灸疗思想和方法。

　　以灸为主，注重"灸感传导"。灸感传导是指在调理伤筋病时，灸感需循经定向传至病处，且不以灸感至病处为终点，而是循经再灸。当灸感不明显时配合使用相关手法激发灸感传导。

　　只有采用特定的灸疗方法，患者才能获得充分的作用量，人体才能发生特有的反应。用定制的艾条进行手持灸与灸架悬灸，能使灸感更易发生。其中手持灸的艾条直径为 2.5 厘米，顺时针为补、逆时针为泻，着重灸主穴及四肢小穴，手持灸用手持悬灸架施灸。

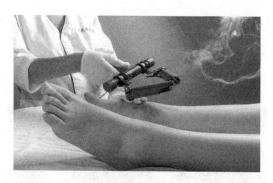

手持灸

　　灸架悬灸使用的艾条直径为 7 厘米，着重灸背部、胸腹部腧穴。两种灸法均强调重灸，精准把握灸量，以迅速激活体内正气。

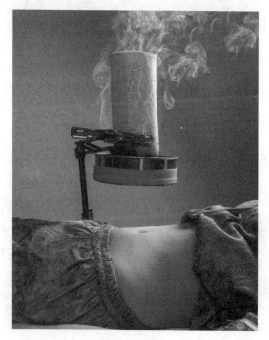

灸架悬灸

（1）悬灸泻法：通过大量的临床实践体会到在实寒证、气血瘀滞的相关病证中，运用逆时针螺旋形悬灸（泻法）可取得显著疗效。

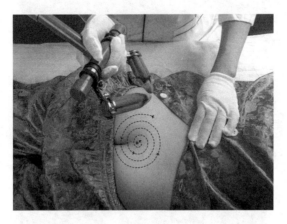

悬灸泻法

（2）悬灸补法：对虚寒证、气血不足的虚证等可用顺时针螺旋灸（补法）。

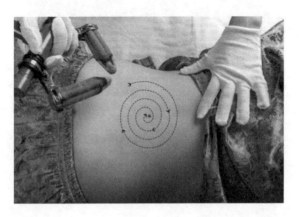

悬灸补法

（3）运气推灸：对于各种疼痛运用循经运气推灸起到疏通经络、活血化瘀、行气止痛的效果，缩短病程，加快康复。

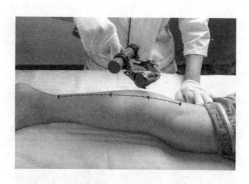

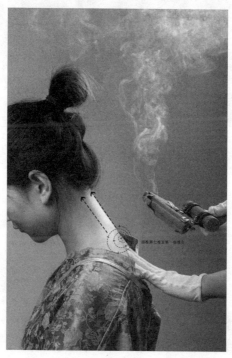

运气推灸

（4）提拉灸法：在患者的痛处即阿是穴辨虚实，先采用悬灸补泻手法，然后提拉灸，达到祛邪外出。

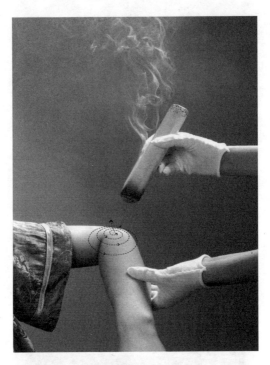

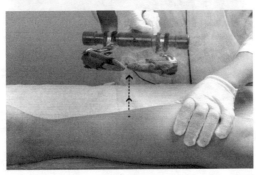

提拉灸法

辨证施灸。

在对疾病辨证的基础上，通过循经灸和保健灸的同频共振、同向聚合作用以达到通经络、强脏腑的双驱动。

善用隔药灸。

通过艾灸、药饼和穴位三者的作用以加强疗效。

常用施灸体位

施灸时的体位选择对于正确选取穴位有重要的意义，并且也是便于操作及提高疗效的重要保障。正确的体位还能让人感到舒适，预防晕灸。常用的施灸体位有端坐位、仰靠坐位、俯伏坐位、仰卧位、侧卧位、俯卧位。

端坐位

人端坐位，身体放松，暴露施灸部位。适用于肩部、手部等穴位。

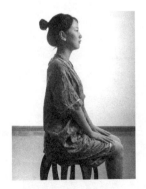

端坐位

仰靠坐位

人坐于靠背椅上，头微微后仰，暴露施灸部位。适用于头面、前额、前颈的穴位。

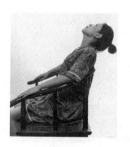

仰靠坐位

俯伏坐位

人背朝外坐下，头伏在座椅靠背上，暴露施灸部位。适用于顶枕部、后颈和肩背部位的穴位。

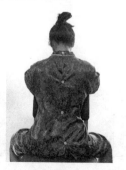

俯伏坐位

仰卧位

平躺于操作床上，四肢伸直平放，全身放松，暴露施灸部位。适用于面部、颈部、胸部、腹部及四肢的穴位。

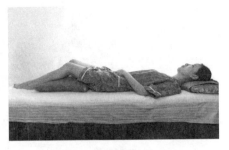

仰卧位

侧卧位

侧躺于操作床上，施灸那一侧在上，保持放松姿势，暴露施灸部位。适用于头面、胸腹、四肢等位于侧身部位的穴位。

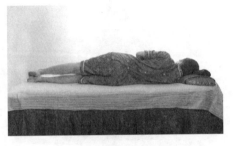

侧卧位

俯卧位

　　俯卧于操作床上，头部正对洞中便于呼吸，若无头洞可胸下放一软垫，全身放松，暴露施灸部位。适用于头后、背部、腰部和下肢后侧及足底部穴位。

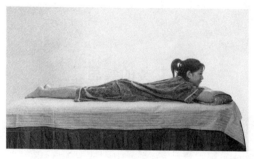

俯卧位

艾灸的禁忌及注意事项

艾灸的禁忌

颜面部、心区、体表大血管及关节肌腱处不可用瘢痕灸。妇女妊娠期腰骶部和小腹部禁灸。阴虚阳亢或者邪热内炽证，咳血吐血、高热神昏、抽风或极度虚弱衰竭恶病质的人，以及对艾叶或者艾烟过敏之人不宜施灸。

艾灸的注意事项

施灸前，应与人充分沟通灸法及过程，尤其是瘢痕灸，在取得别人理解及同意后才能施灸。若有大悲大喜、大怒等情绪不稳定的情况，或过饥、过饱、脱水等情况不宜立即灸。

施灸时，注意安全用火，严防艾火烧坏衣物、床单等，更不可灼伤皮肤，若有烫伤，则严格消毒处理，若起水疱，则可用消毒针刺破水疱放出液体，敷以消毒纱布。

施灸过程中若有晕灸应立即停灸，让人平卧，注意保暖。轻者仰卧片刻，饮温开水或糖水后即可恢复正常。重者在上述处理后若还未苏醒则可掐人中、内关、十宣等急救穴。若仍不省人事，呼吸衰微，则立即送医。

施灸后必须等艾绒完全熄灭以防事故发生。灸后不宜喝凉水、食生冷刺激性食物，不宜吹风受凉，不宜立即沐浴，等待至少30分钟后方可沐浴。

下 篇

灸到病除

美丽由内而"艾"

痛　经

在月经期或者月经期前后出现小腹或者连及腰骶部疼痛的症状，称为痛经。症状具有周期性，疼痛严重时还伴有恶心呕吐、晕厥、大汗等，严重影响广大女性的正常生活。

主穴

神阙　关元　子宫

艾灸体位及顺序	（仰卧）神阙→关元→子宫（双）
灸法及时间	神阙、关元每穴行温和灸或温灸器灸 30 分钟，子宫穴双侧各行温和灸或温灸器灸 30 分钟
疗程	每天或隔天 1 次，3 个月为 1 个疗程，2~3 个疗程

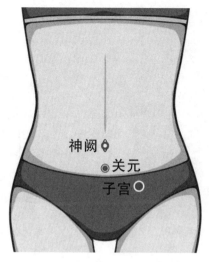

神阙、关元、子宫定位图

辨证配穴

1. 气滞血瘀型

症状：月经前 1~2 天，小腹胀痛，伴胸胁部、乳房胀痛，月经量少，色泽紫暗，有血块，舌质紫暗或有瘀点，苔薄白，脉弦或弦滑。

治法：活血化瘀，行气止痛。

配穴

肝俞：温和灸或温灸器灸，双侧各 15 分钟。

太冲：回旋灸，双侧各 10 分钟。

三阴交：回旋灸，双侧各 15 分钟。

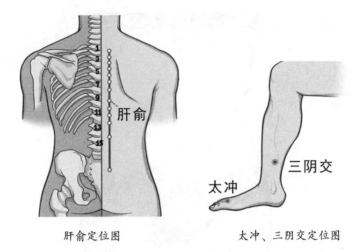

肝俞定位图　　　　　太冲、三阴交定位图

2. 寒湿凝滞型

症状：月经前几天或月经期间小腹冷痛，得热痛减，月经量少，色紫暗，有血块，四肢冰凉，怕冷，舌暗淡，苔白腻，脉沉紧。

治法：温经散寒，化瘀止痛。

配穴

中脘：温和灸或温灸器灸，20分钟。

阴陵泉：回旋灸，双侧各15分钟。

足三里：回旋灸，双侧各15分钟。

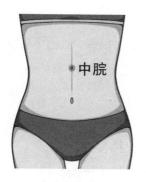

中脘定位图

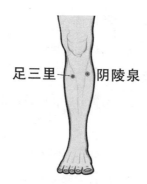

阴陵泉、足三里定位图

3. 气血虚弱型

症状：月经前 1~2 天，或者月经期间小腹隐隐作痛，空坠感，月经量少，月经颜色淡，质地稀，可有神疲乏力，面色苍白，舌淡，苔薄白，脉细弱。

治法：益气补血，和营止痛。

配穴

百会：回旋灸，15 分钟。

血海：回旋灸，双侧各 15 分钟。

足三里：回旋灸，双侧各 20 分钟。

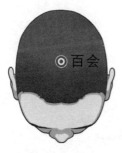

百会定位图

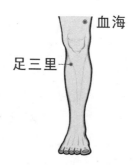

血海、足三里定位图

4. 肝肾亏虚型

症状：月经结束后小腹隐隐作痛，月经量少，色泽暗淡，质地稀薄，有腰酸，耳鸣，舌淡红，苔薄白或薄黄，脉细弱。

治法：益肾养肝，缓急止痛。

配穴

肝俞：温和灸或温灸器灸，双侧各 15 分钟。

肾俞：温和灸或温灸器灸，双侧各 15 分钟。

太溪：回旋灸，双侧各 10 分钟。

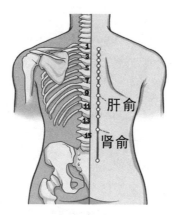

肝俞、肾俞定位图

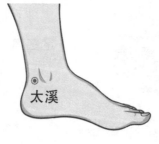

太溪定位图

5. 湿热蕴结型

症状：月经前或月经期间小腹疼痛不能按，月经量多，或者月经天数增加，经色紫暗，质地浓稠或者夹有血块，平常白带量多，色黄，有异味，伴有低热，小便黄赤，舌红，苔黄腻，脉滑数。

治法：清热除湿，化瘀止痛。

配穴

胆俞：温和灸或温灸器灸，双侧各 15 分钟。

阳陵泉：回旋灸，双侧各 15 分钟。

太溪：回旋灸，双侧各 10 分钟。

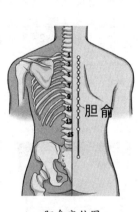

胆俞定位图

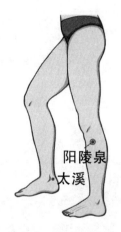

阳陵泉、太溪定位图

闭　经

女子年满 16 周岁月经尚未来潮，称为原发性闭经；或者已经建立起规律的月经周期后又停经 6 个月以上，抑或是根据自身的月经周期计算停经 3 个周期以上者,称为继发性闭经。闭经的中医病因病机复杂,虚者多为肾气不足或者肝肾亏虚、精血匮乏、冲任不盛,或阴虚血燥、血海干涸,或脾虚气血生化不足;实者多为气滞血瘀、痰湿阻滞冲任,经血不得下行。调理原则为虚者补之,实者泻之。

主穴

命门　八髎　神阙　关元

艾灸体位及顺序	(俯卧)命门→八髎→(仰卧)神阙→关元
灸法及时间	命门、八髎、神阙、关元每穴行温和灸或温灸器灸 30 分钟
疗程	每天或隔天 1 次,3 个月为 1 个疗程,2~3 个疗程

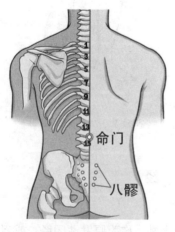

命门、八髎定位图

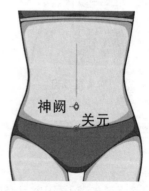

神阙、关元定位图

辨证配穴

1. 肝肾亏虚型

症状：年龄超过 16 周岁尚未来月经，或月经量少、月经延后甚至停经；身体虚弱，腰膝酸软，头晕耳鸣，舌淡红，苔少，脉沉弱或细涩。

治法：补益肝肾，养血调经。

配穴

气海：温和灸或温灸器灸，15 分钟。

三阴交：回旋灸，双侧各 15 分钟。

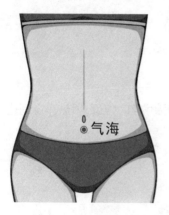

气海定位图

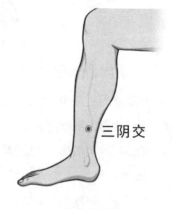

三阴交定位图

2. 气血亏虚型

症状：月经逐渐后延、量少而停经，伴随心慌气短、头晕眼花，神疲乏力，面色萎黄，舌质淡，苔薄白，脉沉缓或虚数。

治法：补气健脾，养血调经。

配穴

血海：回旋灸，双侧各 15 分钟。

足三里：回旋灸，双侧各 20 分钟。

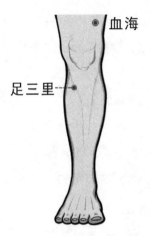

血海、足三里定位图

3. 阴虚血燥型

症状：月经量少而渐至停经，两颧潮红，五心烦热，夜间盗汗，舌红少苔，脉细数。

治法：养阴清热，润燥调经。

配穴

三阴交：回旋灸，双侧各 15 分钟。

太溪：回旋灸，双侧各 15 分钟。

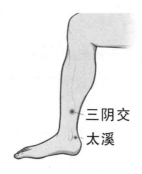

三阴交、太溪定位图

4. 气滞血瘀型

症状：月经数月不行，平素烦躁易怒，乳房胀痛，小腹胀，舌质淡紫，舌边紫暗，或有瘀点，脉沉弦。

治法：活血化瘀，理气调经。

配穴

百会：回旋灸，15 分钟。

肝俞：温和灸或温灸器灸，双侧各 15 分钟。

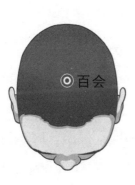

百会定位图

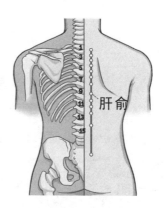

肝俞定位图

5. 痰湿阻滞型

症状：月经停闭，形体肥胖，神疲倦怠，胸胁满闷，或面部、脚部浮肿，带下量多色白，舌苔腻，脉滑。

治法：化痰除湿，活血调经。

配穴

阴陵泉：回旋灸，双侧各 15 分钟。

丰隆：回旋灸，双侧各 15 分钟。

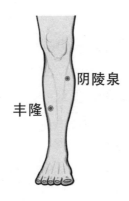

阴陵泉、丰隆定位图

崩　漏

崩漏指经血非时暴下不止或淋漓不尽，前者称"崩中"，后者称"漏下"。本病为异常子宫出血，是由神经内分泌失调引起的无规律的子宫出血，为月经周期、经期、经量严重紊乱的月经病。本病病因较为复杂，中医上认为其主要病机是劳伤血气，脏腑损伤，血海蓄溢失常，以致冲任二脉不能制约经血，故经血非时而下。新病常见病因为血热，随着病情发展，出血量多或日久不净，则气血两伤；而漏下淋沥，多合并瘀血阻滞，旧血不去，新血难安。故崩漏常常气血同病，多脏受累，造成病势迁延，反复难愈。

主穴

隐白　三阴交　气海

艾灸体位及顺序	（仰卧）隐白（双）→三阴交（双）→气海
灸法及时间	隐白、三阴交双侧各行回旋灸 30 分钟，气海行温和灸或温灸器灸 30 分钟
疗程	每天或隔天 1 次，10 次为 1 个疗程，3~6 个疗程

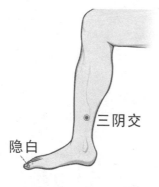

隐白、三阴交定位图

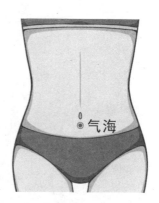

气海定位图

辨证配穴

1. 虚热型

症状：非月经期出血，量少，淋漓不尽，血色鲜红质稠，心烦燥热，颧红盗汗，尿黄，大便干结，舌质红，苔薄黄，脉细数。

治法：养阴清热，止血调经。

配穴

大椎：温和灸或温灸器灸，45 分钟。

太溪：回旋灸，双侧各 15 分钟。

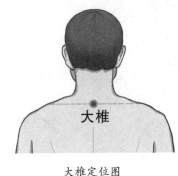

大椎定位图

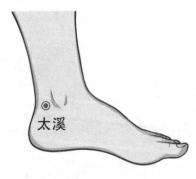

太溪定位图

2. 实热型

症状：非月经期出血，血色深红质稠，或者夹有血块，烦热口渴，面色红赤，大便干结，小便黄，舌红苔黄，脉数。

治法：清热凉血，止血调经。

配穴

大椎：温和灸或温灸器灸，30 分钟。

阳陵泉：回旋灸，双侧各 15 分钟。

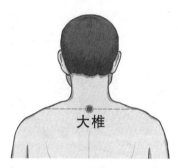

大椎定位图

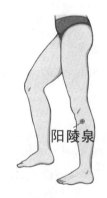

阳陵泉定位图

3. 肾阴虚型

症状：经乱无规律，出血淋漓不尽，色鲜红质稠，可见腰膝酸软，头晕耳鸣，心烦潮热，舌红苔少，脉细数。

治法：滋阴补肾，止血调经。

配穴

蠡沟：回旋灸，双侧各 15 分钟。

太溪：回旋灸，双侧各 15 分钟。

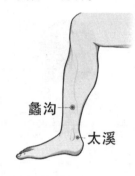

蠡沟、太溪定位图

4. 肾阳虚型

症状：非月经期出血量多，颜色淡质地清，伴有腰腿酸软，四肢发冷，小便清长，舌质淡，苔薄白，脉沉细。

治法：温肾固冲，止血调经。

配穴

命门：温和灸或温灸器灸，45 分钟。

肾俞：温和灸或温灸器灸，双侧各 20 分钟。

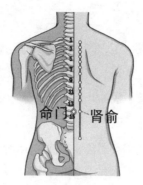

命门、肾俞定位图

5. 脾虚型

症状：非月经期出血，崩中暴下继而淋沥，血色淡而质地稀薄，可见神疲乏力，少气懒言，面白或萎黄，食欲不振，大便溏薄，舌质淡，苔薄白，脉弱或沉细。

治法：健脾补气，止血调经。

配穴

足三里：回旋灸，双侧各20分钟。

阴陵泉：回旋灸，双侧各20分钟。

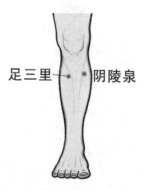

足三里、阴陵泉定位图

6. 血瘀型

症状：非月经期血下，时下时止，颜色紫暗有血块，小腹胀痛，舌质紫暗，或有紫斑、瘀点，或舌下脉络曲张，脉涩或弦。

治法：活血化瘀，固冲止血。

配穴

膈俞：温和灸或温灸器灸，双侧各 15 分钟。

血海：回旋灸，双侧各 15 分钟。

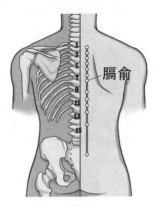

膈俞定位图

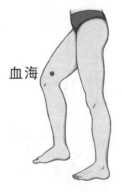

血海定位图

月经不调

月经不调是妇科常见病，表现为月经周期、经期或经量异常等，包括月经提前、月经先后不定期、经期延长、月经延期、月经过多、月经过少6类病症，可发生在青春期、育龄期或绝经前后各年龄段。其主要原因为脏腑、气血、冲任失调，胞宫藏泻失常。调经之法，以调理肝、脾、肾和气血为主，一般以3个周期为1个疗程，经期调标为主，平时调本为要。

主穴

大椎　神阙　关元

艾灸体位及顺序	（俯卧）大椎→（仰卧）神阙→关元
灸法及时间	大椎行温和灸或温灸器灸15分钟，神阙、关元每穴行温和灸或温灸器灸30分钟
疗程	每天或隔天1次，3个月为1个疗程，2~3个疗程

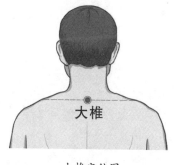

大椎定位图

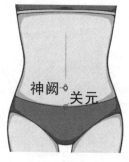

神阙、关元定位图

辨证配穴

1. 气虚型

症状：月经提前或月经量多或经期延长，神疲乏力，少气懒言，舌淡苔白，脉弱。

治法：健脾益气调经。

配穴

膻中：温和灸或温灸器灸，30分钟。

气海：温和灸或温灸器灸，30分钟。

足三里：回旋灸，双侧各15分钟。

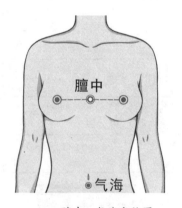
膻中、气海定位图

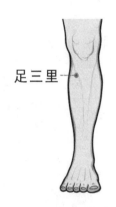
足三里定位图

2. 血热型

阳盛血热

症状：月经提前或经量过多，面色红赤，口渴喜饮冷水，大便干结，舌红，苔黄，脉数。

治法：清热凉血调经。

配穴

曲池：回旋灸，双侧各 15 分钟。

血海：回旋灸，双侧各 15 分钟。

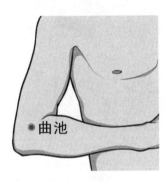

曲池定位图

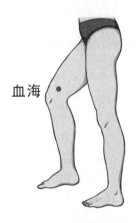

血海定位图

肝郁血热

症状：月经提前或经量过多，经前乳房、胸胁胀痛，烦躁易怒，口苦咽干，舌红，苔薄黄，脉弦数。

治法：疏肝解郁调经。

配穴

血海：回旋灸，双侧各 15 分钟。

太冲：回旋灸，双侧各 15 分钟。

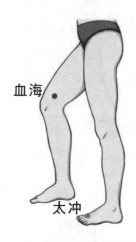

血海、太冲定位图

阴虚血热

症状：月经提前或经期延长，潮热盗汗，五心烦热，舌体瘦红，少苔，脉细数。

治法：滋阴清热调经。

配穴

血海：回旋灸，双侧各 15 分钟。

太溪：回旋灸，双侧各 15 分钟。

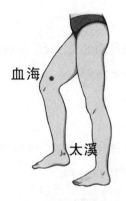

血海、太溪定位图

3. 血寒型

症状：月经延期，小腹冷痛，四肢怕冷，喜暖喜温，小便清长，舌淡，苔白，脉沉迟。

治法：温经散寒调经。

配穴

足三里：回旋灸，双侧各 15 分钟。

涌泉：回旋灸，双侧各 15 分钟。

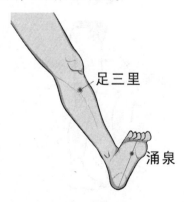

足三里、涌泉定位图

4. 血瘀型

症状：月经过少，或经期延长，经色紫黑伴有血块，舌质紫暗，或有瘀斑瘀点，脉涩或细弦。

治法：活血化瘀调经。

配穴

膈俞：温和灸或温灸器灸，双侧各 15 分钟。

血海：回旋灸，双侧各 15 分钟。

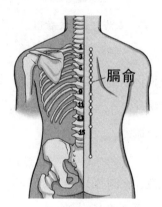

膈俞定位图

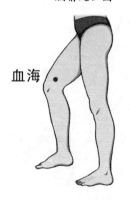

血海定位图

5. 血虚型

症状：月经延后或经量过少，伴有面色萎黄，头晕眼花，心悸失眠，小腹绵绵作痛，舌淡红，苔薄，脉细弱。

治法：补气养血调经。

配穴

血海：回旋灸，双侧各 20 分钟。

足三里：回旋灸，双侧各 20 分钟。

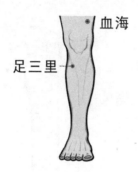

血海、足三里定位图

6. 肾虚型

症状：月经先后不定、月经延期或月经量少，伴有腰骶酸软，小腹隐痛，喜暖喜按，夜尿多，舌淡，苔薄白，脉沉细或沉迟无力。

治法：补肾益精调经。

配穴

肾俞：温和灸或温灸器灸，双侧各 30 分钟。

涌泉：回旋灸，双侧各 15 分钟。

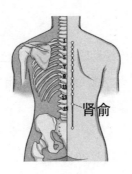

肾俞定位图

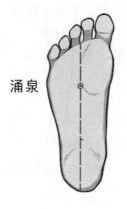

涌泉定位图

7. 肝郁型

症状：月经先后无定期，伴有经前乳房胀痛，烦躁善怒，喜欢叹息，容易反酸，食少，舌淡，苔白，脉弦。

治法：疏肝养血调经。

配穴

期门：温和灸或温灸器灸，双侧各 15 分钟。

太冲：回旋灸，双侧各 15 分钟。

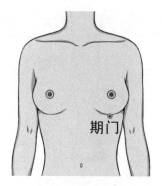

期门定位图

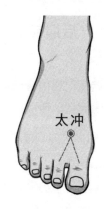

太冲定位图

8. 痰湿型

症状：月经延期或经量过少，伴随倦怠乏力，带下量多，色白质稀，舌淡胖，边有齿痕，苔白腻，脉弦滑。

治法：运脾化痰调经。

配穴

阴陵泉：回旋灸，双侧各 20 分钟。

丰隆：回旋灸，双侧各 20 分钟。

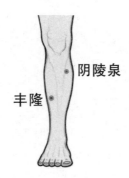

阴陵泉、丰隆定位图

产后抑郁

产后抑郁是以产妇分娩后出现情绪低落、精神抑郁为主要表现的病症，一般在产后 1 周开始出现，4~6 周症状逐渐明显，可持续 6~8 周甚则数年。其病因可为心脾两虚、肝气郁结、瘀血内阻等。治疗产后抑郁当以调和气血，安神定志为原则，同时要配合一定的心理治疗，家人也要给予相应的理解和关爱。

主穴

百会　大椎　膻中　足三里

艾灸体位及顺序	（俯卧）百会→大椎→（仰卧）膻中→足三里（双）
灸法及时间	百会行回旋灸 45 分钟，大椎行温和灸或温灸器灸 45 分钟，膻中行温和灸或温灸器灸 30 分钟，足三里双侧各行回旋灸 30 分钟
疗程	每天或隔天 1 次，10 次为 1 个疗程，2~3 个疗程

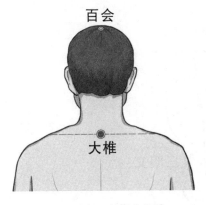

百会、大椎定位图

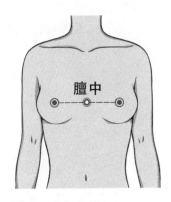

膻中定位图

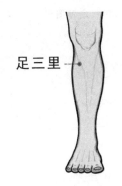

足三里定位图

辨证配穴

1. 心脾两虚型

症状：产后情绪低落，或焦虑、心神不宁，悲伤欲哭，不能自制，失眠多梦，气短懒言，神疲乏力，面色萎黄，食欲不振，大便稀溏，舌淡，苔薄白，脉细弱。

治法：健脾益气，养心安神。

配穴

三阴交：回旋灸，双侧各 30 分钟。

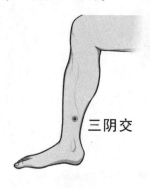

三阴交定位图

2. 肝气郁结型

症状：产后心情抑郁，夜不能寐，或噩梦繁多，惊恐易醒，常叹息，胸胁满闷；苔薄，脉弦。

治法：疏肝解郁，理气安神。

配穴

太冲：回旋灸，双侧各 20 分钟。

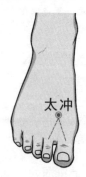

太冲定位图

3. 瘀血内阻型

症状：产后郁郁寡欢，默默不语，失眠多梦，神志恍惚，产后恶露淋漓日久，色紫暗有块，面色晦暗，舌质紫暗或有瘀斑，苔薄，脉弦或涩。

治法：活血逐瘀，镇静安神。

配穴

血海：回旋灸，双侧各 20 分钟。

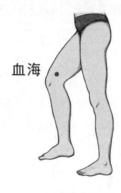

血海定位图

产后缺乳

产后缺乳是许多产妇在产后面临的难题。中医认为产后缺乳一为化源不足，二为瘀滞不行，中焦脾胃化生气血不足无以化乳，或运化无力，湿聚成痰而阻滞乳络；也因产后情志抑郁，气机不畅致乳脉不通，乳汁不下。

主穴

少泽　膻中　足三里

艾灸体位及顺序	(仰卧) 少泽 (双) →膻中→足三里 (双)
灸法及时间	少泽双侧各行回旋灸 20 分钟，膻中行温和灸或温灸器灸 30 分钟，足三里双侧各行回旋灸 30 分钟
疗程	每天或隔天 1 次，10 次为 1 个疗程，2~3 个疗程

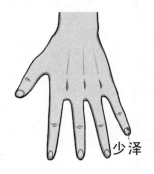

少泽定位图

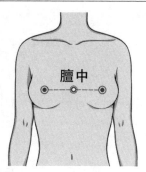

膻中定位图

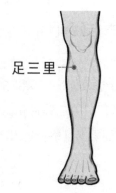

足三里定位图

辨证配穴

1. 气血虚弱型

症状：产后乳汁甚少或全无，乳汁清稀如水，乳房柔软无胀感，面色差，神疲乏力，气短懒言，食欲不振，舌淡，苔白，脉细弱。

治法：补气养血通乳。

配穴

神阙：温和灸或温灸器灸，30 分钟。

关元：温和灸或温灸器灸，30 分钟。

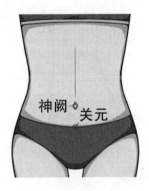

神阙、关元定位图

2. 肝郁气滞型

症状：产后乳汁甚少或全无，或平时乳汁正常或偏少，产后情志抑郁，乳汁骤减或点滴全无，乳汁稠，乳房胀硬而痛，或有微热，精神抑郁，胸胁胀痛，舌暗红，苔薄黄，脉弦细或弦数。

治法：疏肝解郁，通络下乳。

配穴

期门：温和灸或温灸器灸，双侧各 15 分钟。

太冲：回旋灸，双侧各 15 分钟。

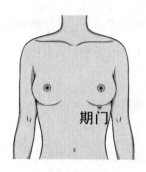

期门定位图

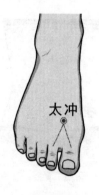

太冲定位图

3. 痰浊阻滞型

症状：乳汁甚少或无乳可下，乳房硕大或下垂不胀满，乳汁不稠；形体肥胖，胸闷痰多，食欲不振，大便稀溏，舌淡胖，苔厚腻，脉沉细。

治法：健脾化痰，行气通乳。

配穴

丰隆：回旋灸，双侧各 15 分钟。

三阴交：回旋灸，双侧各 15 分钟。

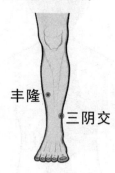

丰隆、三阴交定位图

产后漏尿

产后漏尿是产妇在产后由于盆底肌群松弛，膀胱、尿道括约肌松弛，在咳嗽或者腹压增加的情况下出现漏尿表现的一种病症。灸法配合盆底肌肉的康复训练可改善症状。

主穴

百会　命门　八髎

艾灸体位及顺序	（俯卧）百会→命门→八髎
灸法及时间	百会穴行回旋灸 30 分钟，命门、八髎穴每穴行温和灸或温灸器灸 30 分钟
疗程	每天或隔天 1 次，10 次为 1 个疗程，2~3 个疗程

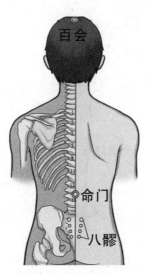

百会、命门、八髎定位图

辨证配穴

1. 气虚型

症状：除漏尿外，还伴有面色少华，少气懒言，神疲乏力，易感劳累，或有带下量多，色白质稀，舌淡，苔薄白，脉沉弱。

治法：补中益气，升阳举陷。

配穴

气海：温和灸或温灸器灸，30分钟。

关元：温和灸或温灸器灸，30分钟。

足三里：回旋灸，双侧各20分钟。

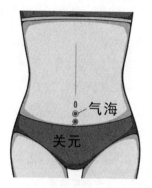

气海、关元定位图

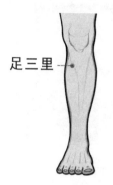

足三里定位图

2. 肾虚型

症状：漏尿，阴道收缩无力，甚则有子宫脱垂，小腹下坠，腰膝酸软，头晕耳鸣，小便频数，夜尿增多，舌淡，苔薄白，脉沉弱。

治法：补肾固脱，益气升提。

配穴

肾俞：回旋灸，双侧各 30 分钟。

关元：温和灸或温灸器灸，30 分钟。

涌泉：回旋灸，双侧各 15 分钟。

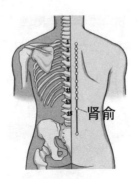

肾俞定位图

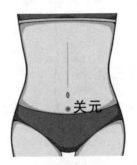

关元定位图

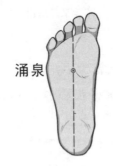

涌泉定位图

慢性盆腔炎

慢性盆腔炎为女性内生殖器及其周围结缔组织、盆腔、腹膜的炎症性疾病，是妇科临床常见病、多发病，具有经久不愈、反复发作的特点，严重者可致不孕等严重后果。此病归属于中医"妇人腹痛""带下病""癥瘕""不孕"等疾病范畴。慢性盆腔炎关键病机为气血不畅，瘀血阻滞于胞宫、胞脉发而为病。本病治法以活血化瘀为主。

主穴

神阙　关元　子宫　八髎

艾灸体位及顺序	（俯卧）八髎（双）→（仰卧）神阙→关元→子宫（双）
灸法及时间	八髎、神阙、关元每穴行温和灸或温灸器灸30分钟，子宫穴双侧各行温和灸或温灸器灸30分钟
疗程	每天或隔天1次，10次为1个疗程，2~3个疗程

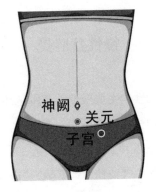

神阙、关元、子宫定位图

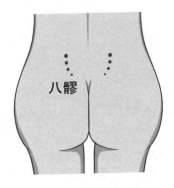

八髎定位图

辨证配穴

1. 湿热蕴结型

症状：少腹隐痛，经行或经间期时疼痛明显，或有月经先期，伴有低热起伏，带下色黄量多，黏腻臭秽，口干不欲饮，大便溏薄或者干结，小便色黄，舌红，苔黄腻，脉弦数。

治法：清热利湿，活血止痛。

配穴

阳陵泉：回旋灸，双侧各 15 分钟。

阴陵泉：回旋灸，双侧各 15 分钟。

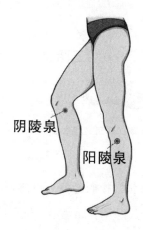

阳陵泉、阴陵泉定位图

2. 气滞血瘀型

症状：少腹刺痛或胀痛，疼痛固定不移，经行或经间期时疼痛明显，经量多夹有血块，血块排出痛减，烦躁易怒，情志不畅，乳房胀痛，婚久不孕，舌质紫暗，或有瘀斑，脉弦涩。

治法：活血化瘀，理气止痛。

配穴

血海：回旋灸，双侧各 15 分钟。

三阴交：回旋灸，双侧各 15 分钟。

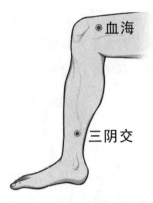

血海、三阴交定位图

3. 寒湿凝滞型

症状：小腹冷痛或坠胀，腰骶冷痛，畏寒肢冷，得热痛减，喜温喜暖，月经或有延后，经量少而色暗，带下量多清晰，婚久不孕，舌淡，苔白腻，脉沉迟。

治法：祛寒除湿，化瘀止痛。

配穴

大椎：温和灸或温灸器灸，30 分钟。

涌泉：回旋灸，双侧各 15 分钟。

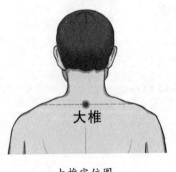

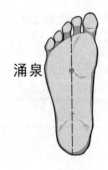

大椎定位图　　　　　涌泉定位图

4. 气虚血瘀型

症状：下腹疼痛，痛连腰骶，经行加重，经行月经量多，色暗有块，带下量多，神疲乏力，气短懒言，食少，舌泛紫气，或有瘀点，脉沉细无力。

治法：益气健脾，化瘀止痛。

配穴

足三里：回旋灸，双侧各 20 分钟。

血海：回旋灸，双侧各 15 分钟。

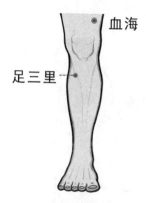

足三里、血海定位图

5. 肾虚血瘀型

症状：下腹疼痛，经行加重，带下量多质稀，小便清长，腰膝酸软，头晕耳鸣，婚久不孕，舌暗或有瘀点，脉弦细。

治法：温肾助阳，活血止痛。

配穴

命门：温和灸或温灸器灸，30 分钟。

血海：回旋灸，双侧各 15 分钟。

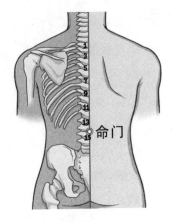

命门定位图

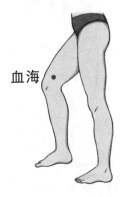

血海定位图

乳腺增生

乳腺增生是以单侧或双侧乳房疼痛或有肿块，且疼痛或肿块与月经周期及情志变化密切相关为主要表现的乳房良性疾病。本病尤其好发于中青年妇女，多由于情志不遂，久郁伤肝，或受到精神刺激，急躁易怒导致肝气郁结，气机不通而痛；或者由于肝肾不足，冲任失调使得气血瘀滞。

主穴

膻中　乳根　足三里

艾灸体位及顺序	（仰卧）膻中→乳根（双）→足三里（双）
灸法及时间	膻中穴行温和灸或温灸器灸 30 分钟，乳根穴双侧各行温和灸或温灸器灸 30 分钟，足三里双侧各行回旋灸 30 分钟
疗程	每天或隔天 1 次，10 次为 1 个疗程，2~3 个疗程

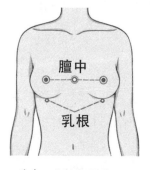

膻中、乳根定位图

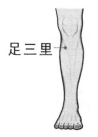

足三里定位图

辨证配穴

1. 肝气郁结型

症状：经前或经行乳房胀痛，经行不畅，经血色暗红，或乳头痒痛，症状随喜怒消长，伴有胸胁满闷，常叹息，善郁易怒，小腹胀痛，舌暗红，苔薄白，脉弦。

治法：疏肝解郁，理气止痛。

配穴

期门：回旋灸，双侧各 15 分钟。

太冲：回旋灸，双侧各 15 分钟。

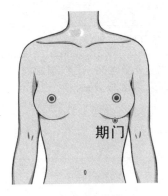

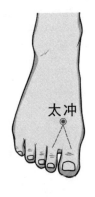

期门定位图　　　　　　　太冲定位图

2. 肝肾阴虚型

症状：经行或经后两乳作胀作痛，乳房柔软无块，月经量少色淡，耳鸣，目涩，咽干，腰酸乏力，神疲倦怠，舌红，少苔，脉细数。

治法：滋阴补肾，疏肝止痛。

配穴

太溪：回旋灸，双侧各 15 分钟。

三阴交：回旋灸，双侧各 15 分钟。

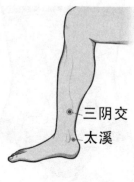

太溪、三阴交定位图

子宫肌瘤

子宫肌瘤指女性胞中即子宫有块，伴有小腹或少腹胀痛者。癥者，属血病，坚硬不移，痛有定处；瘕者，属气病，推之可移，痛无定处。因脏腑功能失调，气机阻滞于小腹，瘀血、痰饮、湿浊等病理产物内生，日积月累而成癥瘕。

主穴

神阙　关元　子宫　女福

艾灸体位及顺序	（仰卧）神阙→关元→子宫（双）→女福（双）
灸法及时间	神阙、关元每穴行温和灸或温灸器灸 30 分钟，子宫穴、女福穴双侧各行温和灸或温灸器灸 30 分钟
疗程	每天或隔天 1 次，10 次为 1 个疗程，2~3 个疗程

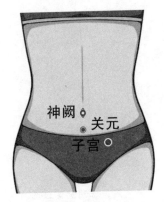

神阙、关元、子宫定位图

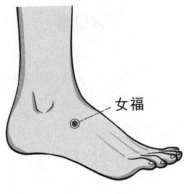

女福定位图

辨证配穴

1. 气滞血瘀型

症状：胞中按之有块，小腹胀满，月经不调，常叹息，胸胁胀闷，乳房胀痛，情志不畅，面色晦暗，肌肤甲错，舌质紫暗，或有瘀点瘀斑，脉沉弦涩。

治法：行气活血，化瘀消癥。

配穴

肝俞：温和灸或温灸器灸，双侧各 20 分钟。

血海：回旋灸，双侧各 15 分钟。

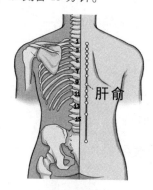

肝俞定位图

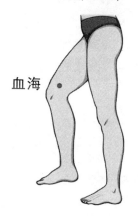

血海定位图

2. 痰湿瘀结型

症状：胞中按之有块，固定不移，月经不调，带下量多，胸脘痞闷，食欲不振，舌体胖大，紫暗，或有瘀点瘀斑，苔白厚腻，脉弦滑。

治法：化痰除湿，活血消癥。

配穴

血海：回旋灸，双侧各 15 分钟。

阴陵泉：回旋灸，双侧各 15 分钟。

血海、阴陵泉定位图

3. 湿热瘀阻型

症状：胞中按之有块，触之疼痛，痛连腰骶，月经不调，带下量多色黄，口渴烦热，心烦不宁，大便干结，小便黄，舌暗红，有瘀斑，苔黄腻，脉弦滑数。

治法：清热利湿，化瘀消癥。

配穴

阴陵泉：回旋灸，双侧各 15 分钟。

阳陵泉：回旋灸，双侧各 15 分钟。

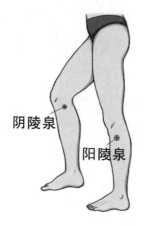

阴陵泉、阳陵泉定位图

4. 肾虚血瘀型

症状：胞中按之有块，触之疼痛，月经量多或少，经色深夹有血块，婚久不孕或反复流产，腰膝酸软，头晕耳鸣，舌暗，脉弦细。

治法：补肾活血，消癥散结。

配穴

肝俞：温和灸或温灸器灸，双侧各 20 分钟。

肾俞：温和灸或温灸器灸，双侧各 20 分钟。

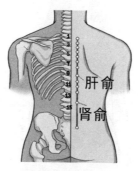

肝俞、肾俞定位图

子宫脱垂

子宫脱垂是指子宫从正常位置沿阴道下降，甚至子宫全部脱出于阴道口以外。一般产后及绝经后妇女多发，表现为腰骶部酸痛及下坠感、排尿异常等症。多由于气虚下陷及肾虚不固不能统摄子宫。

主穴

百会　神阙　气海　子宫

艾灸体位及顺序	（仰卧）百会→神阙→气海→子宫（双）
灸法及时间	百会穴行回旋灸 1 小时，神阙、气海每穴行温和灸或温灸器灸 30 分钟，子宫穴双侧各行温和灸或温灸器灸 30 分钟
疗程	每天或隔天 1 次，10 次为 1 个疗程，2～3 个疗程

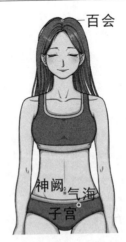

百会、神阙、气海、子宫定位图

辨证配穴

1. 气虚型

症状：子宫下移或脱出于阴道口外，小腹下坠感，平时气短懒言，四肢乏力，小便频数，舌质淡红，苔薄白，脉细。

治法：补中益气，升阳举陷。

配穴

足三里：回旋灸，双侧各30分钟。

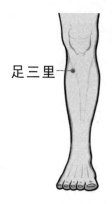

足三里——

足三里定位图

2. 肾虚型

症状：子宫下移或脱出于阴道口外，小腹下坠感，腰膝酸软，头晕耳鸣，夜尿甚多，舌质淡，苔薄白，脉沉弱。

治法：补肾固脱，益气升提。

配穴

肾俞：温和灸或温灸器灸，双侧各30分钟。

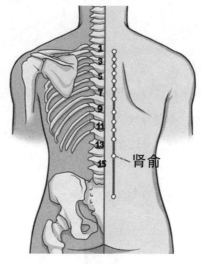

肾俞定位图

不孕症

女子与配偶同居 1 年及以上，性生活正常且未避孕而未孕者；或者曾经受孕但未避孕 1 年未再受孕者，称为不孕症。前者为原发性不孕，后者为继发性不孕。不孕的主要病机为肾气不足，冲任气血失调。当以温肾补阳，调理气血为主。

主穴

百会　大椎　命门　神阙　关元

艾灸体位及顺序	40岁前：（俯卧）百会→大椎→命门→（仰卧）神阙→关元；40岁后：（俯卧）大椎→命门→（仰卧）神阙→关元→百会
灸法及时间	百会行回旋灸30分钟，大椎、命门、神阙、关元每穴行温和灸或温灸器灸30分钟
疗程	每天或隔天1次，1个月为1个疗程，3~6个疗程

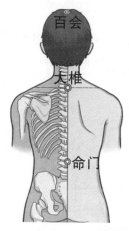

百会、大椎、命门定位图

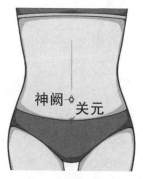

神阙、关元定位图

辨证配穴

1. 肾虚型

症状：婚久不孕，腰膝酸软，头晕耳鸣，小便清长，月经不调，色淡质稀，舌暗淡，苔白润，脉沉弱。

治法：补肾益气，温养冲任。

配穴

肾俞：温和灸或温灸器灸，双侧各30分钟。

涌泉：回旋灸，双侧各15分钟。

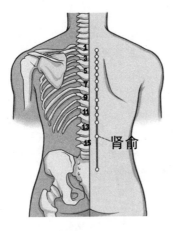
肾俞定位图

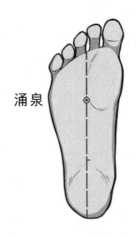
涌泉定位图

2. 肝郁型

症状：婚久不孕，胸胁满闷，乳房胀痛，烦躁易怒，月经先后不定期，夹有血块，舌淡，苔薄白，脉弦。

治法：疏肝解郁，理气健脾。

配穴

肝俞：温和灸或温灸器灸，双侧各 15 分钟。

三阴交：回旋灸，双侧各 15 分钟。

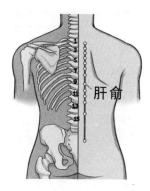

肝俞定位图

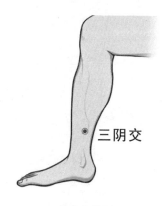

三阴交定位图

3. 痰湿内阻型

症状：婚久不孕，形体肥胖，头昏沉重，胸闷，食欲不振，月经延后或闭经，带下量多质黏稠，舌淡胖，苔白腻，脉滑。

治法：化痰除湿，理气调经。

配穴

中脘：温和灸或温灸器灸，30 分钟。

丰隆：回旋灸，双侧各 15 分钟。

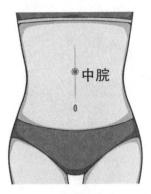

中脘定位图

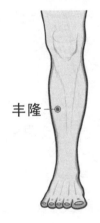

丰隆定位图

4. 瘀滞胞宫型

症状：婚久不孕，少腹胀痛，月经经行不畅，色紫黑夹有血块，或经行腹痛，舌质紫暗，边有瘀点或瘀斑，脉弦涩。

治法：行气化瘀，活血调经。

配穴

子宫：温和灸或温灸器灸，双侧各 30 分钟。

足三里：回旋灸，双侧各 15 分钟。

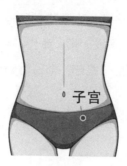

子宫定位图

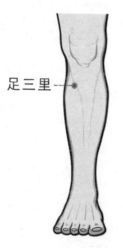

足三里定位图

黄褐斑

黄褐斑也称蝴蝶斑，表现为颜脸部出现局限性淡褐色皮肤颜色改变，其病损为黄褐色或者咖啡色斑片，形状不同，大小不一，表面光滑无鳞屑，多发于颊、鼻和口周围，经常呈对称性分布，个别病人可波及整个脸部，个别时候可相互融合，状如蝴蝶，日晒后可加重。

主穴

百会 大椎 三阴交

艾灸体位及顺序	（俯卧）百会→大椎→（仰卧）三阴交（双）
灸法及时间	百会行回旋灸 30 分钟，大椎行温和灸或温灸器灸 30 分钟，三阴交双侧各行回旋灸 30 分钟
疗程	每天或隔天 1 次，10 次为 1 个疗程，2~3 个疗程

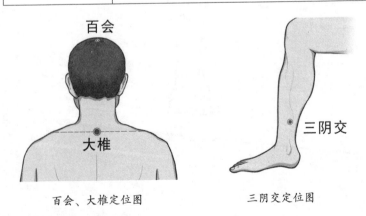

百会、大椎定位图   三阴交定位图

辨证配穴

1. 肾阴亏虚型

症状：可见颜面形态大小不一、散在的黄褐斑点，且多对称，皮损处呈现淡黑色，可伴口燥咽干、头晕耳鸣、失眠多梦、健忘、面色憔悴、腰膝酸软，大便干结，小便赤，舌红少苔或无苔，舌质干或见裂纹，脉细数。

治法：滋养肾阴消斑。

配穴

太溪：回旋灸，双侧各 30 分钟。

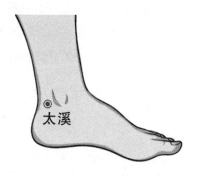

太溪定位图

2. 肝气郁结型

症状：可见到颜面形态大小不一、散在的黄褐斑点，且多对称，皮损处呈现暗红色，可伴胸胁胀痛，月经先后不定，量多少不一，血色暗红、质黏稠或有血块、或闭经，心烦易怒，情绪不稳定等，舌苔薄或微黄，脉弦细等。

治法：疏肝解郁，调经化斑。

配穴

太冲：回旋灸，双侧各 15 分钟。

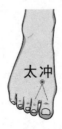

太冲定位图

3. 血瘀型

症状：肉眼可见到颜面形态大小不一、散在的黄褐斑点，且多对称，皮损处呈现铁锈色，或如陶瓷上的深褐釉一样，其色素沉着与瘀血轻重相关，可伴经行不畅，小腹疼痛拒按，瘀血下后疼痛减轻，面色晦暗、口唇紫色，舌尖可见有散在瘀点或瘀斑，脉沉弦或沉涩等。

治法：活血化瘀消斑。

配穴

血海：回旋灸，双侧各 15 分钟。

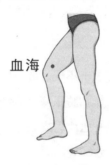

血海定位图

4. 气血虚弱型

症状：肉眼可见到颜面形态大小不一、散在的黄褐斑点，且多对称，皮损处呈现淡褐色，可伴月经后期，月经量少，经期后腹痛喜按，经色淡红，质稀薄，或闭经，食少便溏，脘腹胀满，形体消瘦，倦怠乏力，头晕心悸，面色苍白或萎黄，唇爪色淡或皮肤出现紫斑，舌质淡白、脉细弱等。

治法：益气健脾，养血化斑。

配穴

足三里：回旋灸，双侧各 30 分钟。

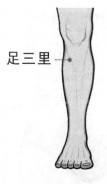

足三里定位图

肥胖症

肥胖症是指因能量摄入超过人体消耗，导致体内脂肪积压过多而致的疾病，可分为单纯性肥胖和继发性肥胖。本病与饮食、年龄、缺乏运动等多种因素相关，引发多种疾病，严重危害人类的健康和生活。艾灸以补虚泻实为原则，着重调理单纯性肥胖。

主穴

中脘　天枢　大横　带脉

艾灸体位及顺序	（仰卧）中脘→天枢（双）→大横（双）→带脉（双）
灸法及时间	中脘行温和灸或温灸器灸 30 分钟，天枢、大横双侧各行温和灸或温灸器灸 30 分钟，带脉双侧各行回旋灸 30 分钟
疗程	每天或隔天 1 次，10 次为 1 个疗程，2~3 个疗程

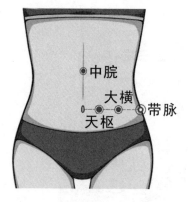

中脘、天枢、大横、带脉定位图

辨证配穴

1. 脾虚湿盛证

临床表现：肥胖，伴嗜食肥甘，肢冷，懒言少动，恶心，少尿。自汗，嗳气，耳鸣，口淡，头胀，健忘，舌有瘀点，脉缓。

治法：燥湿健脾，补气养血。

配穴

神阙：温和灸或温灸器灸，30分钟。

阴陵泉：回旋灸，双侧各15分钟。

三阴交：回旋灸，双侧各15分钟。

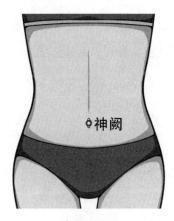

神阙定位图

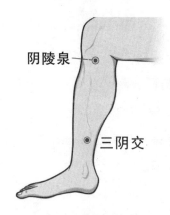

阴陵泉、三阴交定位图

2. 脾肾阳虚证

临床表现：肥胖，伴腹胀，脘痞，怕冷，便溏，淡白舌，红舌，涩脉，弱脉。

治法：温补脾肾，助阳化气。

配穴

脾俞：温和灸或温灸器灸，双侧各 15 分钟。

肾俞：温和灸或温灸器灸，双侧各 15 分钟。

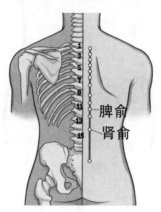

脾俞、肾俞定位图

3. 湿热蕴结证

临床表现：肥胖，伴口苦头痛，头重如裹，嗜睡，腰膝酸软，月经不调，眩晕，舌黄腻，脉数。

治法：清热除湿。

配穴

阳陵泉：回旋灸，双侧各 15 分钟。

太冲：回旋灸，双侧各 15 分钟。

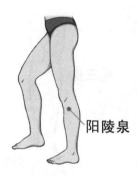

阳陵泉定位图

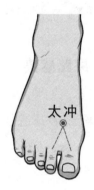

太冲定位图

4. 胃热炽盛证

临床表现：肥胖，易饿，食量大，身重胸闷，肢体浮肿，淡红舌，齿痕舌，胖大舌，脉滑或弦。

治法：清热利湿，健胃消食。

配穴

足三里：回旋灸，双侧各 15 分钟。

内庭：回旋灸，双侧各 15 分钟。

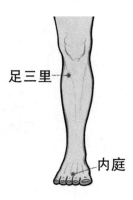

足三里、内庭定位图

尿路感染

尿路感染是因微生物等侵袭泌尿道引起的炎症感染，以女性多见，临床以尿频、尿急、尿痛、发热等为主要特征。本病属中医"淋证"范畴。

主穴

膀胱俞　关元　中极

艾灸体位及顺序	（俯卧）膀胱俞（双）→（仰卧）关元→中极
灸法及时间	膀胱俞双侧各行温和灸或温灸器灸 30 分钟，关元、中极每穴行温和灸或温灸器灸 30 分钟
疗程	每天或隔天 1 次，7 次为 1 个疗程，1~2 个疗程

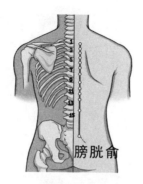

膀胱俞定位图

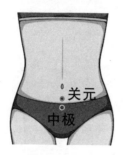

关元、中极定位图

辨证配穴

1. 膀胱湿热型

症状：小便短数，灼热刺痛，尿色黄赤，小腹胀满，或有腰痛，常伴有发热，恶寒，苔黄腻，脉濡数。

治法：清热利湿，利尿通淋。

配穴

阳陵泉：回旋灸，双侧各15分钟。

涌泉：回旋灸，双侧各15分钟。

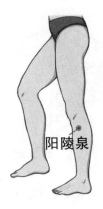

阳陵泉定位图

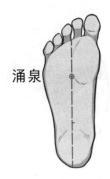

涌泉定位图

2. 肝胆湿热型

症状：寒热往来，胸胁苦满，口苦，烦躁不安，食欲缺乏，腰酸胁痛，腹胀满，小便频急，短赤涩痛，苔黄腻，舌质红，脉弦数。

治法：清肝利胆通淋。

配穴

阳陵泉：回旋灸，双侧各15分钟。

蠡沟：回旋灸，双侧各15分钟。

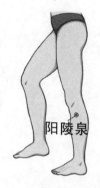

阳陵泉定位图

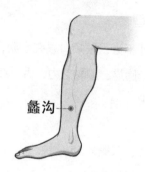

蠡沟定位图

3. 脾肾气虚型

症状：病程较长，反复发作，小便淋沥不尽，或尿频而清，夜尿多，神疲乏力，纳少便溏，腹胀，腰酸困，舌质淡，苔薄白，脉沉细弱。

治法：健脾补肾。

配穴

足三里：回旋灸，双侧各 20 分钟。

复溜：回旋灸，双侧各 20 分钟。

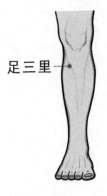

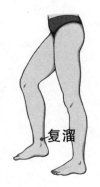

足三里定位图　　　　　复溜定位图

4. 肝肾阴虚型

症状：病情迁延不愈，尿频，尿有余沥，小便黄赤，头昏耳鸣，潮热盗汗，咽干唇燥，腰酸乏力，舌质红，少苔，脉细数。

治法：滋阴降火。

配穴

三阴交：回旋灸，双侧各 15 分钟。

太溪：回旋灸，双侧各 15 分钟。

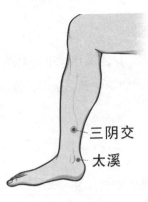

三阴交、太溪定位图

灸出男人自信

阳　痿

阳痿是指成年男子性交时，由于虚损、惊恐、情志不遂或湿热等原因，引起阴茎萎软不能勃起或性生活时举而不坚，或坚而不久，无法进行正常性生活的病症。

主穴

百会　命门　神阙　关元　会阴

艾灸体位及顺序	（俯卧）百会→命门→（仰卧）神阙→关元→会阴
灸法及时间	百会行回旋灸 15 分钟，命门、神阙、关元每穴行温和灸或温灸器灸 30 分钟，会阴行回旋灸 15 分钟
疗程	隔天 1 次，1 个月为 1 个疗程，1~3 个疗程

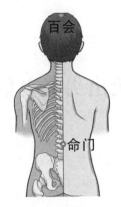

百会、命门定位图

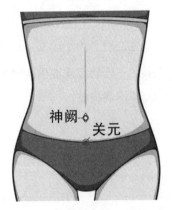

神阙、关元定位图

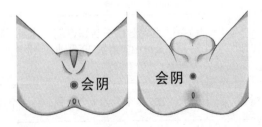

会阴定位图

辨证配穴

1. 命门火衰型

症状：阳事不举，或举而不坚，坚而不久，精薄清冷，伴见神疲乏力，头晕耳鸣，畏寒肢冷，腰膝酸软，舌淡苔白，脉沉细。

治法：温肾壮阳。

配穴

涌泉：回旋灸，双侧各 15 分钟。

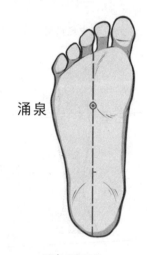

涌泉定位图

2. 心脾受损型

症状：阳事不举，精神不振，伴见面色无华，食少，腹胀便溏，舌淡，苔薄腻，脉细。

治法：补益心脾。

配穴

膻中：温和灸或温灸器灸，20 分钟。

足三里：回旋灸，双侧各 15 分钟。

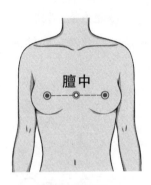

膻中定位图

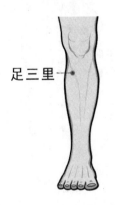

足三里定位图

3. 肝郁不舒型

症状：阳痿不举，精神抑郁，情绪不宁，伴见胸胁胀痛，胸闷不适，食欲不佳，苔薄白，脉弦。

治法：疏肝解郁。

配穴

太冲：回旋灸，双侧各 15 分钟。

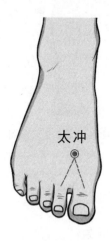

太冲定位图

4. 恐惧伤肾型

症状：阳事不举，举而不刚，胆怯易惊，心悸不安，伴见夜寐不宁，有受惊吓史，苔薄白，脉弦细。

治法：益肾宁神。

配穴

阳陵泉：回旋灸，双侧各 15 分钟。

足三里：回旋灸，双侧各 20 分钟。

涌泉：回旋灸，双侧各 15 分钟。

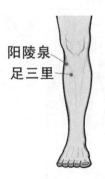

阳陵泉、足三里定位图

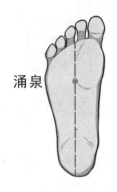

涌泉定位图

5. 湿热下注型

症状：阴茎萎软，阴囊潮湿臊臭，伴见肢体困倦乏力，小便黄赤，口苦黏腻，舌红，苔黄腻，脉滑数。

治法：清热利湿。

配穴

蠡沟：回旋灸，双侧各 15 分钟。

三阴交：回旋灸，双侧各 20 分钟。

丘墟：回旋灸，双侧各 15 分钟。

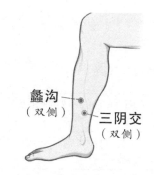

蠡沟、三阴交定位图

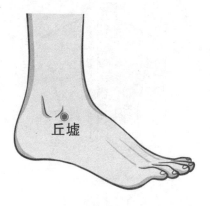

丘墟定位图

早 泄

早泄是指性交时过早射精，甚至性交前即泄精而影响正常性生活的病症，尿道炎、慢性前列腺炎、附睾炎等都可引起早泄。本病常因恣情纵欲，情志失调，或频繁手淫，禀赋不足、久病体虚而导致。

主穴

命门　肾俞　神阙　气海

艾灸体位及顺序	（俯卧）命门→肾俞（双）→（仰卧）神阙→气海
灸法及时间	命门、双侧肾俞、神阙、气海每穴行温和灸或温灸器灸 30 分钟
疗程	隔天 1 次，1 个月为 1 个疗程，1~3 个疗程

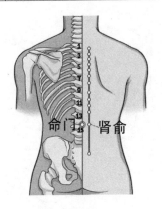

命门、肾俞定位图

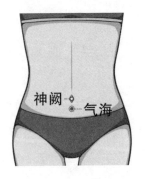

神阙、气海定位图

辨证配穴

1. 肝经湿热型

症状：泄精过早，阴囊潮湿瘙痒，伴见口苦咽干，胸胁胀痛，小便黄赤，舌红，苔黄腻，脉弦滑。

治法：清热利湿。

配穴

蠡沟：回旋灸，双侧各 15 分钟。

太冲：回旋灸，双侧各 15 分钟。

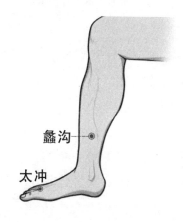

蠡沟、太冲定位图

2. 阴虚火旺型

症状：性生活时早泄，阳事易举，举而不坚，伴见头晕目眩，耳鸣，咽干口燥，心烦失眠，腰膝酸软，梦遗滑精，舌红少苔，脉细数。

治法：滋阴降火。

配穴

三阴交：回旋灸，双侧各 15 分钟。

太溪：回旋灸，双侧各 15 分钟。

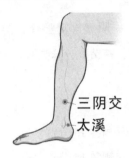

三阴交、太溪定位图

3. 阴阳两虚型

症状：早泄或伴遗精，伴见畏寒肢冷，面色苍白少华，精神萎靡，舌淡，苔薄，脉沉细。

治法：阴阳双补。

配穴

八髎：温和灸或温灸器灸 30 分钟。

涌泉：回旋灸，双侧各 15 分钟。

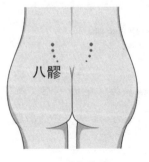
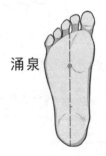

八髎定位图　　　　　涌泉定位图

4. 心脾亏虚型

症状：早泄遗精，心慌气短，神疲乏力，面色萎黄，失眠健忘，食欲不佳，大便溏泄，舌淡，脉细。

治法：健脾养心。

配穴

足三里：回旋灸，双侧各 20 分钟。

三阴交：回旋灸，双侧各 15 分钟。

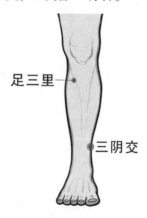

足三里、三阴交定位图

遗 精

遗精是指在非性生活情况下精液频繁溢出的病症，伴见头晕目眩、神疲乏力、精神不振、腰膝酸软等，在成年健康男子性功能障碍、前列腺炎、睾丸炎等疾病之中较为常见。

主穴

百会　厥阴俞　神阙　关元

艾灸体位及顺序	（俯卧）百会→厥阴俞（双）→（仰卧）神阙→关元
灸法及时间	百会回旋灸 15 分钟，双侧厥阴俞、神阙、关元每穴行温和灸或温灸器灸 30 分钟
疗程	每天或隔天 1 次，10 次为 1 个疗程，1~2 个疗程

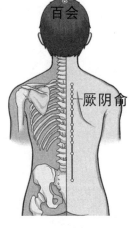
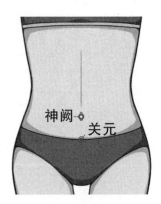

百会、厥阴俞定位图　　　　　神阙、关元定位图

辨证配穴

1. 肾虚不固型

症状：遗精频作，甚则滑精，面色少华，头晕目眩，耳鸣，腰膝酸软，畏寒肢冷，舌淡，苔薄白，脉沉细而弱。

治法：补肾固遗。

配穴

肾俞：温和灸或温灸器灸，双侧各 30 分钟。

涌泉：回旋灸，双侧各 15 分钟。

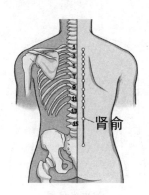

肾俞定位图

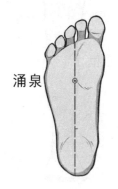

涌泉定位图

2. 心脾两虚型

症状：遗精常因思虑过多或劳倦而作，心悸怔忡，失眠健忘，面色萎黄，四肢倦怠，食少便溏，舌淡，苔薄，脉细弱。

治法：健脾养心，补虚固本。

配穴

膻中：温和灸或温灸器灸，20 分钟。

足三里：回旋灸，双侧各 15 分钟。

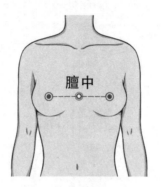

膻中定位图

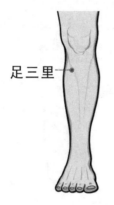

足三里定位图

3. 阴虚火旺型

症状：梦中遗精，夜寐不宁，头昏头晕，耳鸣目眩，心悸易惊，神疲乏力，尿少色黄，舌尖红，苔少，脉细数。

治法：育阴潜阳，护肾固精。

配穴

三阴交：回旋灸，双侧各 15 分钟。

太溪：回旋灸，双侧各 15 分钟。

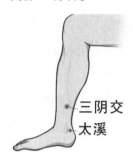

三阴交、太溪定位图

4. 湿热下注型

症状：梦中遗精频作，尿后有精液外流，小便黄浊且热涩不爽，口苦烦渴，舌红，苔黄腻，脉滑数。

治法：清热利湿，调气固精。

配穴

蠡沟：回旋灸，双侧各 15 分钟。

太溪：回旋灸，双侧各 15 分钟。

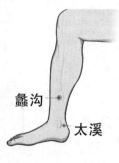

蠡沟、太溪定位图

前列腺炎

前列腺炎是一种常见于中青年男性生殖系统的病症，多表现为会阴、骨盆、耻骨上区或生殖器疼痛并伴有不同程度排尿问题和射精障碍，中医称之为"精浊"。临床以发病缓慢，病情顽固，反复发作，缠绵难愈，会阴部、腰骶部、耻骨上区等部位隐痛不适，尿道口常有少量白色分泌物溢出为特点。

主穴

命门　八髎　长强　神阙　中极

艾灸体位及顺序	（俯卧）命门→八髎→长强→（仰卧）神阙→中极
灸法及时间	命门、八髎、神阙、中极每穴行温和灸或温灸器灸 30 分钟，长强行回旋灸 15 分钟
疗程	每天或隔天 1 次，7 天为 1 个疗程，1~3 个疗程

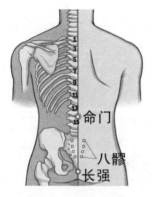

命门、八髎、长强定位图

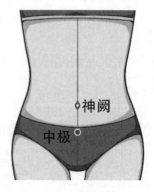

神阙、中极定位图

辨证配穴

1. 气滞血瘀型

症状：少腹、会阴、睾丸坠胀不适，或有血尿，血精，舌紫或有瘀点，苔白或黄，脉沉涩。

治法：活血散瘀。

配穴

膻中：温和灸或温灸器灸，20 分钟。

三阴交：回旋灸，双侧各 15 分钟。

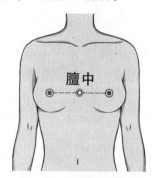

膻中定位图

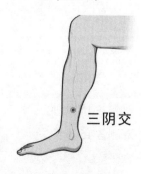

三阴交定位图

2. 湿热瘀结型

症状：尿频，尿急，尿灼热刺痛，排尿或大便时尿道口有白浊溢出，会阴、腰骶、睾丸坠胀疼痛，苔黄腻，脉细数。

治法：清热利湿。

配穴

丰隆：回旋灸，双侧各 20 分钟。

三阴交：回旋灸，双侧各 15 分钟。

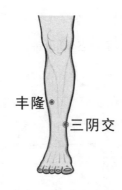

丰隆、三阴交定位图

3. 阴虚火旺型

症状：腰膝酸软，头昏眼花，失眠多梦，遗精或血精，阳事易兴，排尿或大便时尿道有白浊滴出，舌红，苔少，脉细数。

治法：补肾滋阴，清泻相火。

配穴

蠡沟：回旋灸，双侧各 15 分钟。

太溪：回旋灸，双侧各 15 分钟。

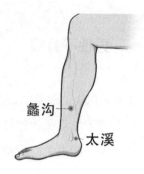

蠡沟、太溪定位图

4. 肾阳虚损型

症状：头昏神疲，腰酸膝冷，阳痿早泄，甚至稍劳后即尿道有白浊溢出，舌淡胖，苔白，脉沉细。

治法：温肾固精。

配穴

足三里：回旋灸，双侧各 20 分钟。

涌泉：回旋灸，双侧各 15 分钟。

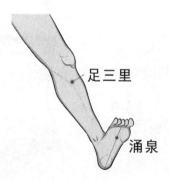

足三里、涌泉定位图

男性不育症

凡育龄夫妇同居1年及以上、性生活正常又未采用任何避孕措施，由于男方原因使女方不能受孕者称为"男性不育症"，属中医学"无子"范畴。与精子减少症、无精子症、死精子症等艾灸治疗的方法相同。

主穴

命门　神阙　关元

艾灸体位及顺序	（俯卧）命门→（仰卧）神阙→关元
灸法及时间	命门、神阙、关元每穴行温和灸或温灸器灸30分钟
疗程	隔天1次，1个月为1个疗程，3~6个疗程

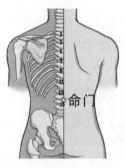

命门定位图

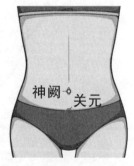

神阙、关元定位图

辨证配穴

1. 肾精亏损型

症状：精液量少，或死精过多，或精液黏稠不化，精神疲惫，腰膝酸软，头晕耳鸣，舌红、少苔，脉细弱。

治法：补肾填精。

配穴

血海：回旋灸，双侧各 15 分钟。

足三里：回旋灸，双侧各 20 分钟。

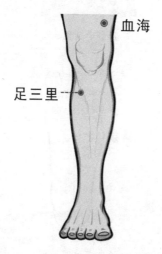

血海、足三里定位图

2. 肾阳不足型

症状：精冷，腰酸，畏寒肢冷，面色无华，舌淡，苔白，脉沉细。

治法：温补肾阳。

配穴

肾俞：回旋灸，双侧各 30 分钟。

涌泉：回旋灸，双侧各 15 分钟。

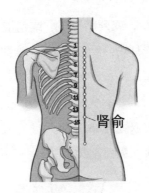

肾俞定位图

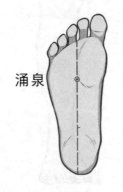

涌泉定位图

3. 气血虚弱型

症状：面色萎黄，少气懒言，体倦乏力，心悸失眠，头晕目眩，便溏，舌淡无华，脉沉细弱。

治法：益气养血。

配穴

足三里：回旋灸，双侧各 20 分钟。

三阴交：回旋灸，双侧各 20 分钟。

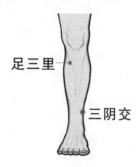

足三里、三阴交定位图

4. 气滞血瘀型

症状：睾丸坠胀，精索曲张，胸闷不舒，舌质暗，脉沉弦。

治法：行气活血。

配穴

血海：回旋灸，双侧各 15 分钟。

膻中：回旋灸，双侧各 15 分钟。

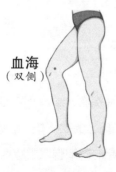

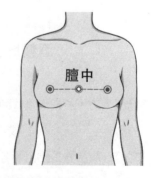

血海定位图　　　　　　　膻中定位图

5. 湿热下注型

症状：死精过多，或伴遗精，小便短少，尿后滴白，口苦咽干，舌红，苔黄腻，脉滑数。

治法：清热利湿。

配穴

阳陵泉：回旋灸，双侧各 15 分钟。

三阴交：回旋灸，双侧各 15 分钟。

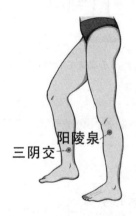

阳陵泉、三阴交定位图

酒精肝、脂肪肝

酒精肝是由于长期大量饮酒导致的肝脏疾病，酒精肝临床症状为非特异性，可无症状，或有右上腹胀痛、食欲不振、乏力、体重减轻等。脂肪肝是指由于各种原因引起的肝细胞内脂肪堆积过多的病变，轻度脂肪肝多无临床症状，患者多于体检时偶然发现，中、重度脂肪肝有类似慢性肝炎的表现，可有食欲不振、疲倦乏力、恶心、呕吐、肝区或右上腹隐痛等。

主穴

肝俞　阳陵泉　丰隆

艾灸体位及顺序	（俯卧）肝俞（双）→（仰卧）阳陵泉（双）→丰隆（双）
灸法及时间	肝俞双侧各行温和灸或温灸器灸 30 分钟，阳陵泉、丰隆双侧各行回旋灸 20 分钟
疗程	隔天 1 次，1 个月为 1 个疗程，3~6 个疗程

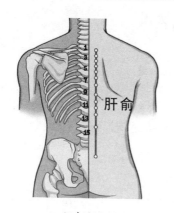

肝俞定位图

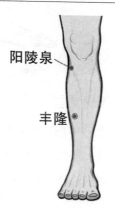

阳陵泉、丰隆定位图

辨证配穴

1. 肝肾阴虚型

症状：倦怠无力，头晕目眩，腰膝酸软，五心烦躁或低热，面色暗，舌红赤，苔少，脉弦数。

治法：滋补肝肾。

配穴

三阴交：回旋灸，双侧各 15 分钟。

太溪：回旋灸，双侧各 15 分钟。

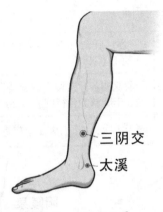

三阴交、太溪定位图

2. 肝郁脾虚型

症状：乏力体倦，腹满便溏，两胁胀满，面色不华，舌淡胖，边有齿痕，苔白，脉弦缓。

治法：疏肝解郁，健脾化湿。

配穴

期门：温和灸或温灸器灸，双侧各 20 分钟。

足三里：回旋灸，双侧各 15 分钟。

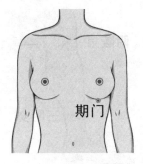

期门定位图

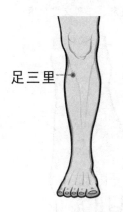

足三里定位图

3. 肝脾湿热型

症状：纳差，腹痞满，胁痛，恶心呕吐，尿黄赤，口苦，烦躁，低热，身目皆黄，舌红，苔黄腻，脉滑数。

治法：清利湿热，疏肝理脾。

配穴

阴陵泉：回旋灸，双侧各 15 分钟。

三阴交：回旋灸，双侧各 15 分钟。

内庭：回旋灸，双侧各 10 分钟。

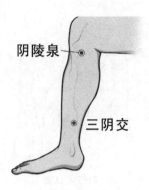

阴陵泉、三阴交定位图

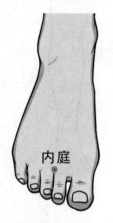

内庭定位图

肾结石

肾结石是尿中的一些成分在肾脏内形成结石，从而导致患者出现腰痛、血尿、恶心呕吐等症状的病证。发作时疼痛剧烈难忍，持续数分钟到数小时。

主穴

肾俞　命门　委中　阿是穴

艾灸体位及顺序	（俯卧）肾俞（双）→命门→委中（双）→阿是穴
灸法及时间	双侧肾俞、命门每穴行温和灸或温灸器灸 30 分钟，双侧委中、阿是穴回旋灸 20 分钟
疗程	急性发作时艾灸；缓解时每 2 小时 1 次，直至结石排除

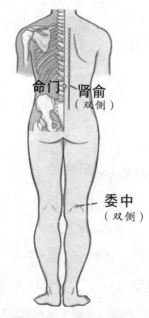

肾俞、命门、委中定位图

辨证配穴

1. 湿热蕴结型

症状：尿中有时挟有砂石，小便艰涩，或排尿时突然中断，尿道窘迫刺痛，尿频尿急，小腹拘急，尿液混浊或黄赤，舌质偏红，苔薄黄或黄腻，脉滑数或细数。

治法：清热利湿通淋。

配穴

阳陵泉：回旋灸，双侧各 15 分钟。

三阴交：回旋灸，双侧各 15 分钟。

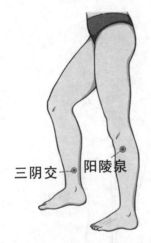

阳陵泉、三阴交定位图

2. 气滞血瘀型

症状：腰部酸胀刺痛，甚则绞痛难忍，痛引胁腹，并向少腹或骶尾部放射，腰痛之后可见尿血，色淡红或暗红，偶有排出血丝或血块，舌淡红，苔薄白或薄黄，脉沉弦或脉细弦数。

治法：行气活血。

配穴

膈俞：温和灸或温灸器灸，双侧各 20 分钟。

太冲：回旋灸，双侧各 10 分钟。

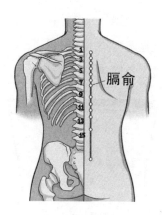

膈俞定位图

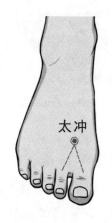

太冲定位图

3. 阳虚气弱型

症状：腰部沉重酸胀，冷痛，面色无华，四肢末梢欠温，畏寒，口不渴，尿少色白，舌淡胖，苔白润，脉沉缓。

治法：温阳利水。

配穴

神阙：温和灸或温灸器灸，15分钟。

气海：温和灸或温灸器灸，15分钟。

关元：温和灸或温灸器灸，15分钟。

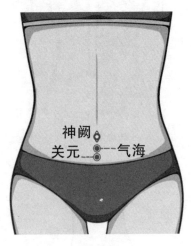

神阙、气海、关元定位图

4. 脾肾亏虚型

症状：腰部酸痛，足膝无力，倦怠乏力，食少，脘腹胀满，小便不利，或手足心热，头晕耳鸣，视物不清，口干咽干，舌淡苔薄，脉沉细，或舌质偏红少苔，脉沉细数。

治法：健脾补肾。

配穴

足三里：回旋灸，双侧各 15 分钟。

涌泉：回旋灸，双侧各 10 分钟。

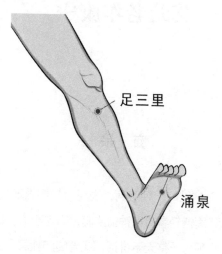

足三里、涌泉定位图

艾助老年康宁

痴　呆

痴呆是老年人常见的一种疾病，表现为呆傻愚笨，智力低下，遇事善忘等症状，病情轻者可见神情淡漠，寡言少语，反应比较迟钝，善忘；重者表现为一整天不讲话，或者闭门独居，或者口中喃喃自语，行为异于常人，忽笑忽哭，或不想吃东西，甚至几天不想吃饭等。中医认为痴呆多由于年迈体虚、七情内伤、久病耗损等导致人体气血亏虚，肾精亏耗，气滞、痰阻、血瘀于脑而成。

主穴

百会　四神聪　大椎　悬钟

艾灸体位及顺序	(仰卧) 百会→四神聪→（俯卧）大椎→悬钟（双）
灸法及时间	百会、四神聪行回旋灸 20 分钟，大椎行温和灸或温灸器灸 30 分钟，悬钟双侧各行回旋灸 15 分钟
疗程	一周 2 次，1 个月为 1 个疗程，3~6 个疗程

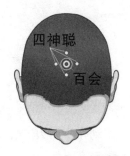

百会、四神聪定位图

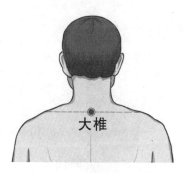

大椎定位图

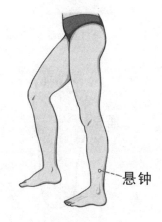

悬钟定位图

辨证配穴

1. 髓海不足型

症状：记忆力、智能减退明显，神情呆滞，反应迟钝，伴见头晕耳鸣，腰酸腿软，牙齿松动等。舌瘦色淡，苔薄白，脉沉细弱。

治法：补肾益髓，填精养神。

配穴

命门：温和灸或温灸器灸，20分钟。

涌泉：回旋灸，双侧各15分钟。

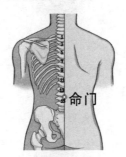

命门定位图

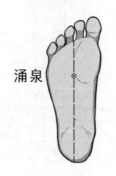

涌泉定位图

2. 脾肾两虚型

症状：表情呆滞，沉默寡言，记忆减退，伴见食少，气短懒言，身体肌肉萎缩，口角流涎等，舌质淡白，舌体胖大，苔白。

治法：补肾健脾，益气生精。

配穴

肾俞：温和灸或温灸器灸，双侧各 20 分钟。

三阴交：回旋灸，双侧各 15 分钟。

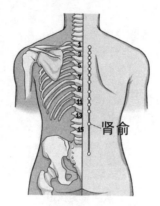

肾俞定位图

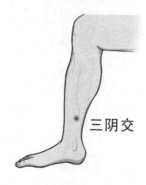

三阴交定位图

3. 痰浊蒙窍型

症状：表情呆钝，智力减退，伴不欲饮食，脘腹胀痛，身体困重，头痛如裹，舌质淡，苔白腻，脉滑。

治法：豁痰开窍，健脾化浊。

配穴

厥阴俞：温和灸或温灸器灸，双侧各 20 分钟。

丰隆：回旋灸，双侧各 15 分钟。

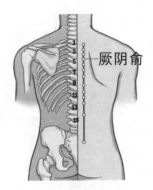

厥阴俞定位图

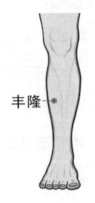

丰隆定位图

4. 瘀血内阻型

症状：表情迟钝，言语不利，行为异常，伴见肌肤甲错，口干不欲饮，双目晦暗，舌质暗或有瘀点、瘀斑，脉细涩。

治法：化瘀开窍。

配穴

膈俞：温和灸或温灸器灸，双侧各 20 分钟。

地机：回旋灸，双侧各 15 分钟。

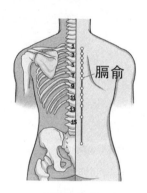

膈俞定位图

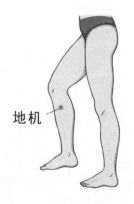

地机定位图

颤 证

颤证表现为头部或手等摇动颤抖，不能自制，轻者仅为头摇动或手足微颤，重者可见头部振摇，肢体颤动不止，甚至生活不能自理，帕金森病、特发性震颤、甲状腺功能亢进症等疾病均可出现颤证。本病多因年老体虚、情志过极、饮食不节等导致气血阴津亏虚，不能濡养筋脉；或痰浊、瘀血阻滞经脉，气血运行不畅，筋脉失养所致。

主穴

百会　大椎　曲池　合谷

艾灸体位及顺序	(俯卧) 百会→大椎→曲池（双）→合谷（双）
灸法及时间	百会行回旋灸 20 分钟，大椎行温和灸或温灸器灸 30 分钟，曲池、合谷双侧各行回旋灸 15 分钟
疗程	一周 2 次，1 个月为 1 个疗程，3~6 个疗程

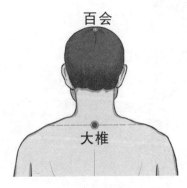
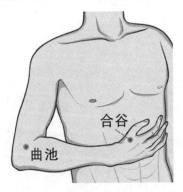

百会、大椎定位图　　　　　曲池、合谷定位图

辨证配穴

1. 风阳内动型

症状：肢体颤动，程度重，不能自制，伴见眩晕耳鸣，面赤烦躁，容易激动，心情紧张，口苦口干，小便色黄，大便干，舌质红，苔黄，脉弦。

治法：镇肝息风，舒筋止颤。

配穴

风池：回旋灸，双侧各 10 分钟。

血海：回旋灸，双侧各 15 分钟。

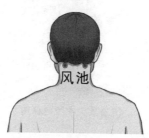

风池定位图

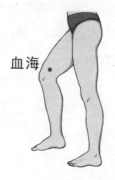

血海定位图

2. 痰热风动型

症状：肢体颤动，甚至不能持物，伴见头晕目眩，胸脘痞闷，口苦口黏，舌体胖大有齿痕，舌质红，苔黄腻，脉弦滑数。

治法：清热化痰，平肝息风。

配穴

阳陵泉：回旋灸，双侧各 15 分钟。

丰隆：回旋灸，双侧各 15 分钟。

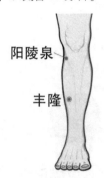

阳陵泉、丰隆定位图

3. 气血亏虚型

症状：头摇肢颤，面色淡白，表情淡漠，神疲乏力，动则气短，伴见心悸健忘，眩晕，舌体胖大，舌淡红，苔白滑，脉沉细无力。

治法：益气养血，濡养筋脉。

配穴

神阙：温和灸或温灸器灸，30 分钟。

足三里：回旋灸，双侧各 20 分钟。

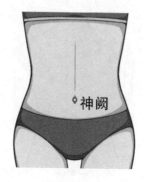

神阙定位图

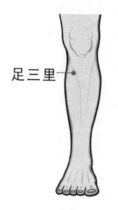

足三里定位图

4. 髓海不足型

症状：肢体颤动，持物不稳，伴见腰膝酸软，失眠心烦，耳鸣，健忘，舌质红，苔薄白，脉细数。

治法：益肾填精补髓，育阴息风。

配穴

肾俞：温和灸或温灸器灸，双侧各 20 分钟。

悬钟：回旋灸，双侧各 15 分钟。

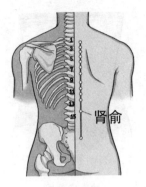

肾俞定位图

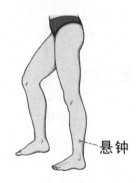

悬钟定位图

5. 阳气虚衰型

症状：肢体或头部颤动，伴见畏寒肢冷，四肢麻木，气短，自汗，小便清长，大便溏，舌质淡，苔薄白，脉沉迟无力。

治法：补肾助阳，温煦筋脉。

配穴

命门：温和灸或温灸器灸，20分钟。

足三里：回旋灸，双侧各20分钟。

涌泉：回旋灸，双侧各15分钟。

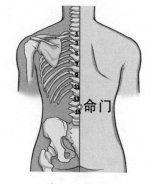

命门定位图

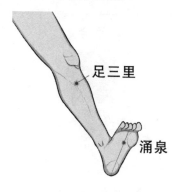

足三里、涌泉定位图

中风后遗症

　　中风又称为脑卒中、脑梗死，可见于脑出血等脑血管病。症状为突然昏倒，不省人事，半身肢体无力或不遂，口眼歪斜，言语不利等。本病多因忧思恼怒，饮食不节，劳逸失度，感受外邪，纵欲过度等导致脏腑阴阳失调，气血逆乱。以肝肾阴虚为本，以风、火、痰、气、瘀为标。

主穴

百会　大椎　风池　关元　足三里　悬钟

艾灸体位及顺序	（俯卧）百会→大椎→风池（双）→（仰卧）关元→足三里（双）→悬钟（双）
灸法及时间	百会、双侧风池每穴行回旋灸 20 分钟，大椎、关元行温和灸或温灸器灸 30 分钟，足三里、悬钟双侧各行回旋灸 15 分钟
疗程	一周 2 次，1 个月为 1 个疗程，3~6 个疗程

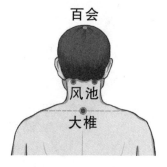

百会、风池、大椎定位图

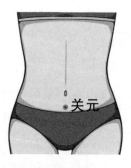

关元定位图

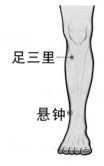

足三里、悬钟定位图

辨证配穴

1. 风痰瘀阻型

症状：口舌歪斜，语言謇涩或失语，伴见口角流涎，偏身肢体麻木、瘫痪，舌暗，苔滑腻，脉弦滑。

治法：祛风化痰，活血通络。

配穴

曲池：回旋灸，双侧各 15 分钟。

丰隆：回旋灸，双侧各 15 分钟。

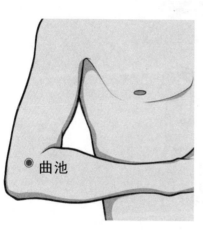 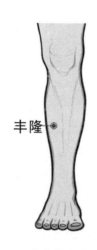

曲池定位图　　　　　丰隆定位图

2. 气虚血瘀型

症状：半身不遂或肢体麻木不仁，伴见面色无华，口舌歪斜，言语不利，口角流涎，舌淡紫或有瘀斑、瘀点，苔薄白，脉细涩。

治法：益气扶正，活血通络。

配穴

神阙：温和灸或温灸器灸，20 分钟。

气海：温和灸或温灸器灸，20 分钟。

地机：回旋灸，双侧各 15 分钟。

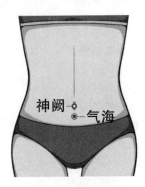

神阙、气海定位图

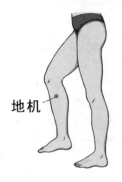

地机定位图

3. 肝肾亏虚型

症状：半身不遂，患肢拘挛，舌强不语，伴见腰膝酸软、眩晕耳鸣，心烦少寐，舌红苔少，脉弦细弱。

治法：滋补肝肾，开窍化痰。

配穴

三阴交：回旋灸，双侧各 15 分钟。

太溪：回旋灸，双侧各 15 分钟。

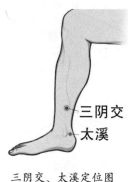

三阴交、太溪定位图

冠心病

冠心病指以胸部闷痛，甚则胸痛彻背，喘息不得卧为主症的一种病症，轻者仅感胸闷如窒，呼吸欠畅，重者则有胸痛，严重者心痛彻背，背痛彻心，属中医"胸痹"范畴。

主穴

大椎 膻中 巨阙

艾灸体位及顺序	（俯卧）大椎→（仰卧）膻中→巨阙
灸法及时间	大椎行温和灸或温灸器灸 45 分钟，膻中、巨阙行温和灸或温灸器灸 30 分钟
疗程	一周 2 次，1 个月为 1 个疗程，3~6 个疗程

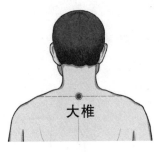

大椎定位图

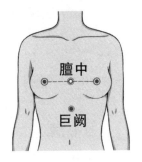

膻中、巨阙定位图

辨证配穴

1. 气滞血瘀型

症状：心胸疼痛，如刺如绞，痛有定处，入夜为甚，甚则心痛彻背，背痛彻心，或痛引肩背，伴有胸闷，日久不愈，可因暴怒、劳累而加重，舌质紫暗，有瘀斑，苔薄，脉弦涩。

治法：活血化瘀，通脉止痛。

配穴

内关：回旋灸，双侧各 15 分钟。

膈俞：温和灸或温灸器灸，双侧各 15 分钟。

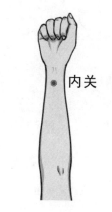

内关定位图

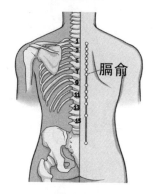

膈俞定位图

2. 肝气郁结型

症状：心胸满闷，隐痛阵发，时欲叹气，遇情志不遂时容易诱发或加重，或兼有胃脘胀闷，得嗳气则舒，苔薄或薄腻，脉细弦。

治法：疏肝理气，活血通络。

配穴

期门：回旋灸，双侧各 15 分钟。

太冲：回旋灸，双侧各 10 分钟。

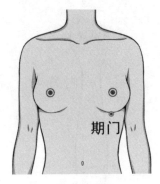

期门定位图

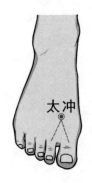

太冲定位图

3. 痰浊闭阻型

症状：胸闷重而心痛微，痰多气短，肢体沉重，形体肥胖，遇阴雨天而易发作或加重，伴有心悸眩晕，食少便溏，咯吐痰涎，舌体胖大且边有齿痕，苔浊腻或白滑，脉滑。

治法：通阳泄浊，豁痰宣痹。

配穴

中脘：温和灸或温灸器灸，20分钟。

丰隆：回旋灸，双侧各15分钟。

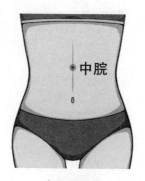

中脘定位图

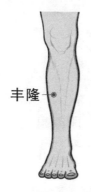

丰隆定位图

4. 寒凝心脉型

症状：猝然心痛如绞，心痛彻背，喘不得卧，多因气候骤冷或骤感风寒而发病或加重，伴形寒，甚则手足不温，冷汗自出，胸闷气短，心悸，面色苍白，苔薄白，脉沉紧或沉细。

治法：辛温散寒，宣通心阳。

配穴

神阙：温和灸或温灸器灸，20分钟。

阳陵泉：回旋灸，双侧各15分钟。

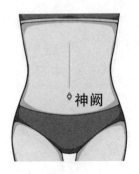

神阙定位图

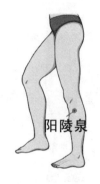

阳陵泉定位图

5. 气阴两虚型

症状：心胸隐痛，时作时休，心悸气短，动则益甚，伴倦怠乏力，声息低微，面白自汗，舌质淡红，舌体胖且边有齿痕，苔薄白，脉虚细缓或结代。

治法：益气养阴，活血通脉。

配穴

足三里：回旋灸，双侧各 15 分钟。

太溪：回旋灸，双侧各 15 分钟。

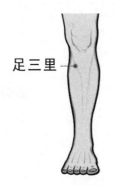

足三里定位图

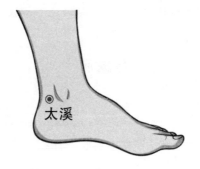

太溪定位图

6. 心肾两虚型

症状：心痛憋闷，心悸盗汗，虚烦不寐，腰酸膝软，头晕耳鸣，口干便秘，舌红少津，苔薄或剥，脉细数或促代。

治法：滋阴清火，养心和络。

配穴

内关：回旋灸，双侧各15分钟。

涌泉：回旋灸，双侧各10分钟。

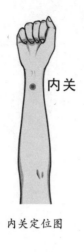

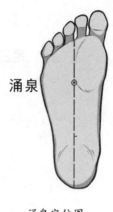

内关定位图　　　　　　涌泉定位图

糖尿病

糖尿病是以多饮、多食、多尿、乏力、消瘦或尿有甜味为主要症状的一种疾病，在中医学上属于"消渴"范畴。病机主要在于阴津亏损，燥热偏胜，阴虚为本，燥热为标，两者互为因果。病变脏腑主要在肺、胃、肾，尤以肾为关键。

主穴

肺俞　胃脘下俞　肾俞　中脘　丰隆　地机

艾灸体位及顺序	(俯卧) 肺俞（双）→胃脘下俞（双）→肾俞（双）→（仰卧）中脘→丰隆（双）→地机（双）
灸法及时间	双侧肺俞、双侧胃脘下俞、双侧肾俞、中脘每穴行温和灸或温灸器灸 30 分钟，丰隆、地机双侧各行回旋灸 20 分钟
疗程	一周 2 次，1 个月为 1 个疗程，3~6 个疗程

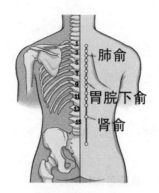

肺俞、胃脘下俞、肾俞定位图

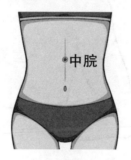

中脘定位图

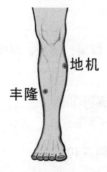

丰隆、地机定位图

辨证配穴

1. 肺热津伤型

症状：口渴多饮，口舌干燥，尿频量多，烦热多汗，舌边尖红，苔薄黄，脉洪数。

治法：清热润肺，生津止渴。

配穴

曲池：回旋灸，双侧各 10 分钟。

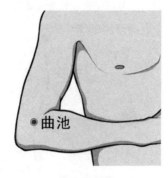

曲池定位图

2. 胃热炽盛型

症状：多食易饥，口渴，尿多，形体消瘦，大便干燥，苔黄，脉滑实有力。

治法：清胃泻火，养阴增液。

配穴

内庭：回旋灸，双侧各 10 分钟。

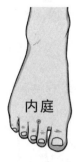

内庭定位图

3. 气阴亏虚型

症状：口渴引饮，能食与便溏并见，或饮食减少，精神不振，四肢乏力，体瘦，舌质淡红，苔白而干，脉弱。

治法：益气健脾，生津止渴。

配穴

气海：温和灸或温灸器灸，20 分钟。

三阴交：回旋灸，双侧各 15 分钟。

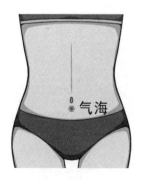
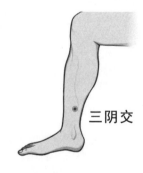

气海定位图　　　　三阴交定位图

4. 肾阴亏虚型

症状：尿频量多，混浊如脂膏，或尿甜，腰膝酸软，乏力，头晕耳鸣，口干唇燥，皮肤干燥，瘙痒，舌红，苔少，脉细数。

治法：滋阴固肾。

配穴

三阴交：回旋灸，双侧各 15 分钟。

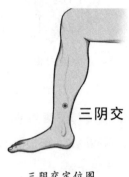

三阴交定位图

灸退慢性疾患

失　眠

失眠是以经常不能获得正常睡眠为特征的一类病症。主要表现为睡眠时间深度的不足，轻者入睡困难，睡而不酣，有醒后不能再睡，亦有时睡时醒等，严重者则整夜不能入睡。

主穴

百会　四神聪　风池　大椎

艾灸体位及顺序	（仰卧）百会→四神聪→（俯卧）风池（双）→大椎
灸法及时间	大椎行温和灸或温灸器灸 30 分钟，百会、四神聪、双侧风池每穴行回旋灸 20 分钟
疗程	每天或隔天 1 次，10 次为 1 个疗程，3～6 个疗程

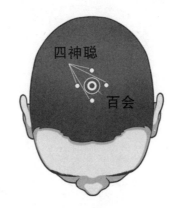

百会、四神聪定位图

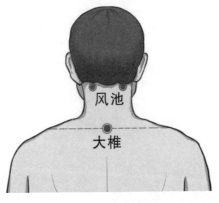

风池、大椎定位图

辨证配穴

1. 肝火扰心型

症状：失眠，伴性情急躁易怒，不思饮食，口渴喜饮，目赤口苦，小便黄赤，大便秘结，舌红，苔黄，脉弦而数。

治法：疏肝泻热，镇心安神。

配穴

内关：回旋灸，双侧各 15 分钟。

阳陵泉：回旋灸，双侧各 10 分钟。

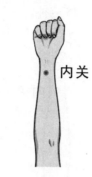

内关定位图

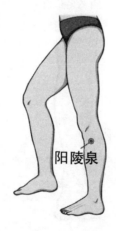

阳陵泉定位图

2. 痰热扰心型

症状：失眠头重，痰多胸闷，恶食嗳气，吞酸恶心，心烦口苦，目眩，舌偏红，苔黄腻，脉滑数。

治法：清化痰热，和中安神。

配穴

内关：回旋灸，双侧各 15 分钟。

丰隆：回旋灸，双侧各 15 分钟。

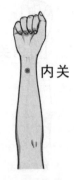

内关定位图

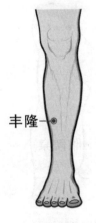

丰隆定位图

3. 心胆气虚型

症状：失眠多梦，易于惊醒，胆怯心悸，遇事善惊，气短自汗，倦怠乏力，小便清长，舌淡，脉弦细。

治法：益气镇惊，安神定志。

配穴

膻中：温和灸或温灸器灸，20分钟。

阳陵泉：回旋灸，双侧各10分钟。

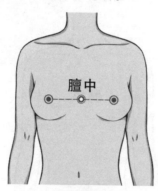

膻中定位图

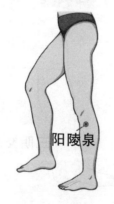

阳陵泉定位图

4. 心脾两虚型

症状：失眠多梦易醒，心悸健忘，神疲食少，头晕目眩，四肢倦怠，腹胀便溏，面色少华，舌淡，苔薄，脉细无力。

治法：补养心脾，养血安神。

配穴

膻中：温和灸或温灸器灸，20 分钟。

三阴交：回旋灸，双侧各 15 分钟。

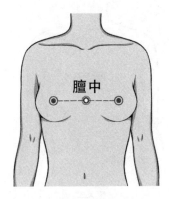

膻中定位图

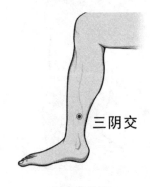

三阴交定位图

5. 心肾不交型

症状：入睡困难，心悸多梦，伴头晕耳鸣，腰膝酸软，潮热盗汗，五心烦热，咽干少津，舌红少苔，脉细数。

治法：滋阴降火，交通心肾。

配穴

太溪：回旋灸，双侧各 15 分钟。

涌泉：回旋灸，双侧各 10 分钟。

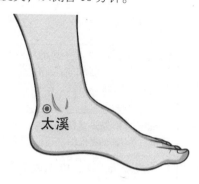

太溪定位图

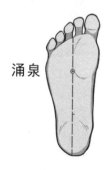

涌泉定位图

头 痛

　　头痛是以患者自觉头部疼痛为主的病症，其发生常与外感风邪、情志、饮食、体虚久病等因素有关。接疼痛部位可分为：前额头痛、偏头痛、后头痛、颠顶痛，分别与阳明、少阳、太阳、厥阴等经脉相关。基本病机称为气血失和，经络不通，脑窍失养。

主穴

百会　大椎　风池　阳陵泉

艾灸体位及顺序	(俯卧) 百会→大椎→风池（双）→（仰卧）阳陵泉（双）　前额痛：加印堂。偏头痛：太阳，率谷。颠顶痛：百会，四神聪，太冲。后头痛：完骨，天柱
灸法及时间	大椎行温和灸或温灸器灸 30 分钟，百会、双侧风池、双侧阳陵泉每穴行回旋灸 15 分钟
疗程	每天或隔天 1 次，10 次为 1 个疗程，3~6 个疗程

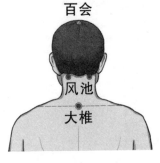

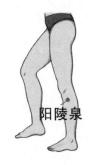

百会、风池、大椎定位图　　　　阳陵泉定位图

辨证配穴

1. 风寒头痛

症状：头痛连及项背，常有拘急收紧感或伴恶风畏寒，遇风加重，口不渴，苔薄白，脉浮紧。

治法：疏散风寒止痛。

配穴

足三里：回旋灸，双侧各 15 分钟。

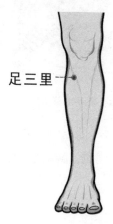

足三里定位图

2. 风热头痛

症状：头痛而胀，甚则头胀如裂，发热或恶风，面红目赤，口渴喜饮，大便不畅，或便秘，小便赤，舌尖红，苔薄黄，脉浮数。

治法：疏风清热和络。

配穴

曲池：回旋灸，双侧各 10 分钟。

合谷：回旋灸，双侧各 10 分钟。

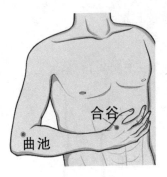

曲池、合谷定位图

3. 风湿头痛

症状：头痛如裹，肢体困重，胸闷食少，大便或溏，苔白腻，脉濡。

治法：祛风胜湿通窍。

配穴

阴陵泉：回旋灸，双侧各 15 分钟。

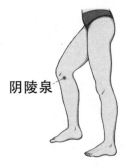

阴陵泉定位图

4. 肝阳头痛

症状：头昏胀痛，两侧为重，心烦易怒，夜寐不宁，口苦面红，或兼胁痛，舌红，苔黄，脉弦数。

治法：平肝潜阳息风。

配穴

太冲：回旋灸，双侧各 10 分钟。

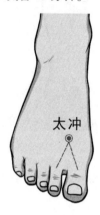

太冲定位图

5. 血虚头痛

症状：头痛隐隐，时时昏晕，心悸失眠，面色少华，神疲乏力，遇劳加重，舌质淡，苔薄白，脉细弱。

治法：养血滋阴，和络止痛。

配穴

血海：回旋灸，双侧各 10 分钟。

足三里：回旋灸，双侧各 15 分钟。

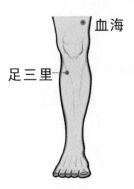

血海、足三里定位图

6. 痰浊头痛

症状：头痛昏蒙，胸腹脘满，食少呕恶，舌苔白腻，脉滑或弦滑。

治法：健脾燥湿，化痰降逆。

配穴

丰隆：回旋灸，双侧各 15 分钟。

曲池：回旋灸，双侧各 10 分钟。

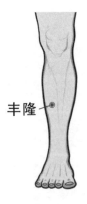

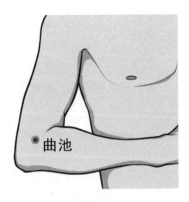

丰隆定位图　　　　　　曲池定位图

7. 瘀血头痛

症状：头痛经久不愈，痛处固定不移，痛如锥刺，苔薄白，或有瘀点，脉细或细涩。

治法：活血化瘀，通窍止痛。

配穴

阿是穴：回旋灸，双侧各 15 分钟。

眩　晕

眩晕主要表现为头晕目眩，视物旋转，轻者闭目即止，重者如坐车船，严重的甚至晕倒等。

主穴

百会　风池　大椎

艾灸体位及顺序	（俯卧）百会→风池（双）→大椎
灸法及时间	百会、双侧风池每穴行回旋灸 20 分钟，大椎行温和灸或温灸器灸 30 分钟
疗程	每天或隔天 1 次，10 次为 1 个疗程，3～6 个疗程

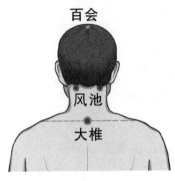

百会、风池、大椎定位图

辨证配穴

1. 肝阳上亢型

症状：眩晕，伴耳鸣，头目胀痛，口苦，失眠多梦，遇烦劳郁怒而加重，甚则晕倒，颜面潮红，急躁易怒，肢麻震颤，舌红，苔黄，脉弦或数。

治法：平肝潜阳，清火息风。

配穴

三阴交：回旋灸，双侧各 15 分钟。

太冲：回旋灸，双侧各 10 分钟。

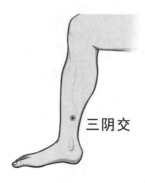

三阴交定位图

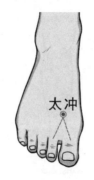

太冲定位图

2. 气血亏虚型

症状：眩晕动则加剧，劳累即发，面色淡白，神疲乏力，倦怠懒言，唇甲不华，发色不泽，心悸失眠，食少腹胀，舌淡，苔薄白，脉细弱。

治法：补益气血，调养心脾。

配穴

内关：回旋灸，双侧各15分钟。

足三里：回旋灸，双侧各15分钟。

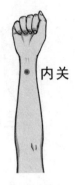

内关定位图

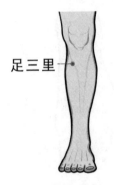

足三里定位图

3. 肾精不足型

症状：眩晕日久不愈，精神萎靡，腰酸膝软、少寐多梦，健忘，两目干涩，视力减退，或五心烦热，舌红少苔，脉细数，或面色苍白，形寒肢冷，舌淡嫩，苔白，脉弱尺甚。

治法：滋养肝肾，益精填髓。

配穴

涌泉：回旋灸，双侧各 10 分钟。

悬钟：回旋灸，双侧各 15 分钟。

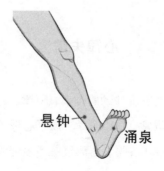

涌泉、悬钟定位图

4. 痰湿中阻型

症状：眩晕，头重昏蒙，或伴视物旋转，胸闷恶心，呕吐痰涎，食少多寐，舌白腻，脉濡滑。

治法：化痰祛湿，健脾和胃。

配穴

中脘：温和灸或温灸器灸，20 分钟。

足三里：回旋灸，双侧各 15 分钟。

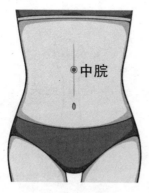

中脘定位图

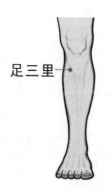

足三里定位图

心律失常

心律失常表现为心脏冲动的频率、节律、起源部位、传导速度或激动的次序的异常，在中医学上属于心悸范畴，包括心跳过缓、心跳过快、心律不齐等。心跳过缓多表现为迟脉，心跳过快多表现为数脉或急脉。

主穴

膻中　内关

艾灸体位及顺序	（仰卧）膻中→内关（双）
灸法及时间	膻中行温和灸或温灸器灸30分钟，内关双侧各行回旋灸20分钟
疗程	一周2次，1个月为1个疗程，1~3个疗程

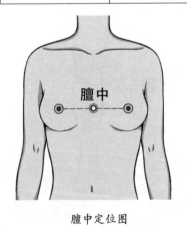

膻中定位图

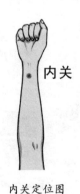

内关定位图

辨证配穴

1. 心血不足型

症状：心悸气短，头晕目眩，失眠健忘，面色无华，倦怠乏力，食少，舌淡红，脉细弱。

治法：补血养心，益气安神。

配穴

中脘：温和灸或温灸器灸，20 分钟。

足三里：回旋灸，双侧各 15 分钟。

涌泉：回旋灸，双侧各 10 分钟。

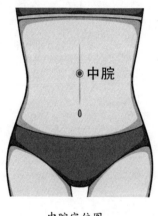

中脘定位图

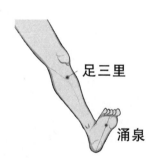

足三里、涌泉定位图

2. 阴虚火旺型

症状：心悸易惊，心烦失眠，五心烦热，口干，盗汗，思虑劳心则症状加重，伴耳鸣腰酸，头晕目眩，急躁易怒，舌红少津，苔少或无，脉细数。

治法：滋阴清火，养心安神。

配穴

大椎：温和灸或温灸器灸，20 分钟。

三阴交：回旋灸，双侧各 15 分钟。

太溪：回旋灸，双侧各 15 分钟。

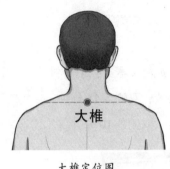

大椎定位图

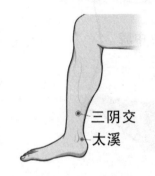

三阴交、太溪定位图

3. 痰火扰心型

症状：心悸时发时止，受惊易作，胸闷烦躁，失眠多梦，口干苦，大便秘结，小便短赤，舌红，苔黄腻，脉弦滑。

治法：清热化痰，宁心安神。

配穴

大椎：温和灸或温灸器灸，20 分钟。

天突：回旋灸，双侧各 15 分钟。

丰隆：回旋灸，双侧各 15 分钟。

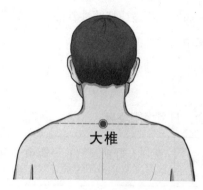

大椎定位图

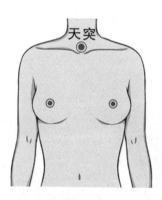

天突定位图

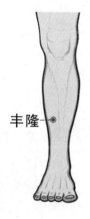

丰隆定位图

慢性胆囊炎

慢性胆囊炎是胆囊的慢性迁延性炎症，是临床最常见的胆囊疾病，临床上以右胁下不适或持续性钝痛为主要症状，具有反复发作的特点，属中医学"胁痛"范畴。

主穴

肝俞　胆俞　日月　阳陵泉

艾灸体位及顺序	(俯卧) 肝俞（双）→胆俞（双）→（仰卧）日月（双）→阳陵泉（双）
灸法及时间	肝俞、胆俞双侧各行温和灸或温灸器灸 30 分钟，日月、阳陵泉双侧各行回旋灸 20 分钟
疗程	一周 2 次，1 个月为 1 个疗程，1~3 个疗程

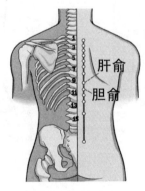

肝俞、胆俞定位图

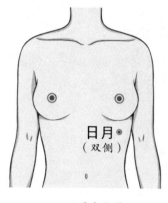

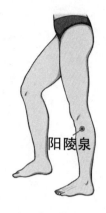

日月定位图　　　　　　阳陵泉定位图

辨证配穴

1. 肝郁气滞型

症状：善怒，胁痛或上腹窜痛，脘胀嗳气，食少口苦，舌淡，苔白或腻，脉弦细或紧。

治法：舒肝解郁，活血化瘀。

配穴

膻中：温和灸或温灸器灸，20 分钟。

太冲：回旋灸，双侧各 10 分钟。

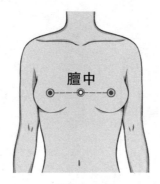

膻中定位图

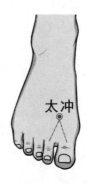

太冲定位图

2. 肝胆湿热型

症状：胁肋重着或灼热疼痛，痛有定处，触痛明显，口苦咽干，嗳腐，便结，尿赤，舌红，苔黄或腻，脉弦滑或数。

治法：清利肝胆湿热。

配穴

丰隆：回旋灸，双侧各 15 分钟。

蠡沟：回旋灸，双侧各 15 分钟。

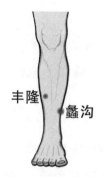

丰隆、蠡沟定位图

3. 瘀血阻络型

症状：胁肋刺痛，痛有定处，痛处拒按，入夜更甚，胁下或见痞块，舌质紫暗，脉象沉涩。

治法：祛瘀通络止痛。

配穴

膈俞：温和灸或温灸器灸，20 分钟。

阿是穴：回旋灸，双侧各 15 分钟。

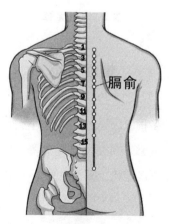

膈俞定位图

4. 肝络失养型

症状：胁肋隐痛，悠悠不休，遇劳加重，口干咽燥，心中烦热，头晕目眩，舌红少苔，脉细弦而数。

治法：养阴柔肝。

配穴

三阴交：回旋灸，双侧各 15 分钟。

太溪：回旋灸，双侧各 15 分钟。

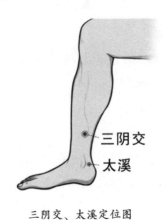

三阴交、太溪定位图

慢性胃炎

慢性胃炎是因多种原因导致胃黏膜的慢性炎症，临床上可表现为中上腹不适、饱胀、钝痛、烧灼痛等，伴食欲不振、嗳气、泛酸、恶心等消化不良症状，属于中医学"胃痛"范畴。

主穴

中脘　足三里　公孙

艾灸体位及顺序	(仰卧) 中脘→足三里 (双) →公孙 (双)
灸法及时间	中脘行温和灸或温灸器灸 30 分钟，足三里、公孙双侧各行回旋灸 20 分钟
疗程	一周 2 次，1 个月为 1 个疗程，3~6 个疗程

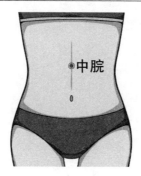

中脘定位图

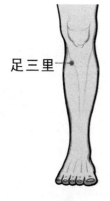

足三里定位图

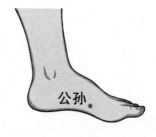

公孙定位图

辨证配穴

1. 肝气犯胃型

症状：胃脘胀痛，痛连两胁，遇烦恼则痛作或痛甚，嗳气、矢气则痛舒，胸闷，喜长叹息，大便不畅，舌苔多薄白，脉弦。

治法：疏肝解郁，理气止痛。

配穴

期门：回旋灸，双侧各 15 分钟。

太冲：回旋灸，双侧各 10 分钟。

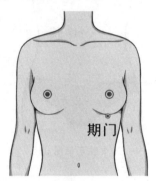

期门定位图

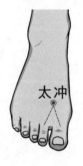

太冲定位图

2. 湿热中阻型

症状：胃脘疼痛，痛势急迫，脘闷灼热，口干口苦，口渴而不欲饮，食少恶心，小便色黄，大便不畅，舌红，苔黄腻，脉滑数。

治法：清化湿热，理气和胃。

配穴

阳陵泉：回旋灸，双侧各15分钟。

丰隆：回旋灸，双侧各15分钟。

内庭：回旋灸，双侧各10分钟。

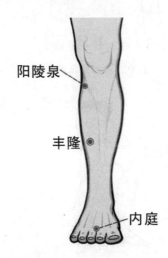

阳陵泉、丰隆、内庭定位图

3. 瘀血停胃型

症状：胃脘疼痛，如针刺，似刀割，痛有定处，按之痛甚，痛时持久，食后加剧，入夜尤甚，或见吐血黑便，舌质紫暗或有瘀斑，脉涩。

治法：化瘀通络，理气和胃。

配穴

膻中：温和灸或温灸器灸，20分钟。

神阙：温和灸或温灸器灸，20分钟。

血海：回旋灸，双侧各15分钟。

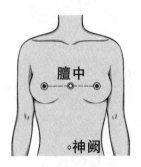

膻中、神阙定位图

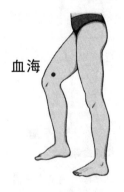

血海定位图

4. 胃阴亏耗型

症状：胃脘隐隐灼痛，似饥而不欲食，口燥咽干，五心烦热，消瘦乏力，口渴思饮，大便干结，舌红少津，脉细数。

治法：养阴益胃，和中止痛。

配穴

三阴交：回旋灸，双侧各 15 分钟。

内庭：回旋灸，双侧各 10 分钟。

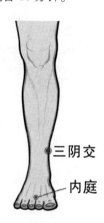

三阴交、内庭定位图

5. 脾胃虚寒型

症状：胃痛隐隐，绵绵不休，喜温喜按，空腹痛甚，得食则缓，劳累或受凉后发作或加重，泛吐清水，神疲食少，四肢倦怠，手足不温，大便溏薄，舌淡，苔白，脉虚弱或迟缓。

治法：温中健脾，和胃止痛。

配穴

神阙：温和灸或温灸器灸，20 分钟。

天枢：温和灸或温灸器灸，20 分钟。

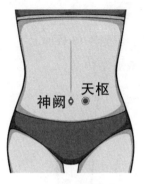

神阙、天枢定位图

慢性肠炎

慢性肠炎是指直肠、结肠因各种致病原因导致的肠道炎症性病变。症状为下腹疼痛、腹泻、便秘或泄泻交替性发生，时好时坏，反复发作。中医认为本病主要由于饮食不节、情志失调和房事过度而致肝脾肾障碍，大肠传导失司所致。

主穴

神阙　天枢　足三里

艾灸体位及顺序	(仰卧) 神阙→天枢（双）→足三里（双）
灸法及时间	神阙、双侧天枢每穴行温和灸或温灸器灸 30 分钟，足三里双侧各行回旋灸 20 分钟
疗程	一周 2 次，1 个月为 1 个疗程，1~3 个疗程

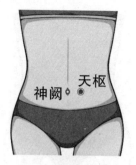

神阙、天枢定位图

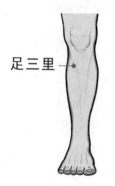

足三里定位图

辨证配穴

1. 腹泻型

症状：泄泻、大便不成形、腹痛、肠鸣及排便不畅、不尽，伴有消瘦、全身乏力、恶寒、头昏等。

治法：健脾，调理肠道。

配穴

关元：温和灸或温灸器灸，20 分钟。

阴陵泉：回旋灸，双侧各 15 分钟。

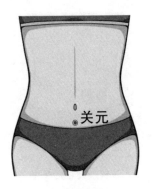

关元定位图

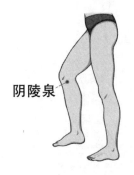

阴陵泉定位图

2. 便秘型

症状：大便秘结，如羊屎样，排便不畅、不尽，甚则数日内不能通大便，有一部分患者原有长期腹泻史，伴有腹痛、消瘦、口干、腹胀、贫血等，易恶变。

治法：滋阴润燥，调理肠道。

配穴

八髎：温和灸或温灸器灸，20 分钟。

支沟：回旋灸，双侧各 10 分钟。

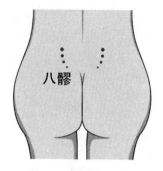

八髎定位图

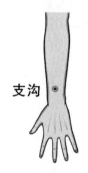

支沟定位图

3. 腹泻、便秘交替型

症状：大便时干时稀，伴有腹痛、腹胀等，舌淡红，脉弦。

治法：抑肝扶脾，调理肠道。

配穴

八髎：温和灸或温灸器灸，20 分钟。

上巨虚：回旋灸，双侧各 15 分钟。

合谷：回旋灸，双侧各 10 分钟。

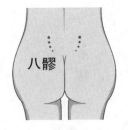

八髎定位图

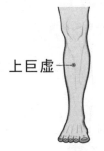

上巨虚定位图

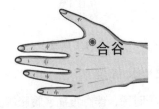

合谷定位图

慢性肾炎

慢性肾炎又称慢性肾小球肾炎，起病比较缓慢，症状为水肿、高血压、蛋白尿、血尿以及管型尿等，可以表现为其中的一项或者数项，属于中医学"水肿、虚劳"等范畴。

主穴

大椎　肾俞　神阙　气海　足三里　三阴交

艾灸体位及顺序	（俯卧）大椎→肾俞（双）→（仰卧）神阙→气海→足三里（双）→三阴交（双）
灸法及时间	大椎、双侧肾俞、神阙、气海每穴行温和灸或温灸器灸 30 分钟，足三里、三阴交双侧各行回旋灸 20 分钟
疗程	一周 2 次，1 个月为 1 个疗程，3~6 个疗程

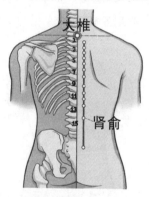

大椎、肾俞定位图

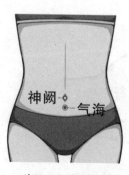

神阙、气海定位图

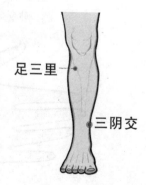

足三里、三阴交定位图

辨证配穴

1. 肺肾气虚型

症状：面浮肢肿，面色萎黄，少气无力，易感冒，腰脊酸痛，舌淡，苔白润，有齿印，脉细弱。

治法：补肺益肾。

配穴

肺俞：温和灸或温灸器灸，双侧各20分钟。

合谷：回旋灸，双侧各10分钟。

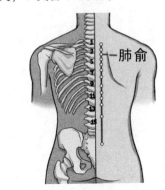

肺俞定位图

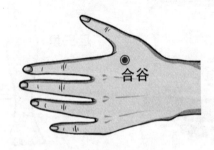

合谷定位图

2. 脾肾阳虚型

症状：浮肿明显，面色苍白，畏寒肢冷，腰脊酸冷或胫酸腿软，足跟痛，神疲、食少或便溏，性功能低下或月经失调，舌嫩淡胖有齿印，脉沉细或沉迟无力。

治法：健脾化湿，温补肾阳。

配穴

脾俞：温和灸或温灸器灸，双侧各 20 分钟。

命门：温和灸或温灸器灸，20 分钟。

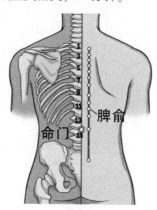

脾俞、命门定位图

3. 肝肾阴虚型

症状：目睛干涩或视物模糊，头晕耳鸣，五心烦热，口干咽燥，腰脊酸痛或梦遗，或月经失调，舌红少苔，脉弦数或细数。

治法：滋补肝肾。

配穴

期门：回旋灸，双侧各 15 分钟。

太溪：回旋灸，双侧各 15 分钟。

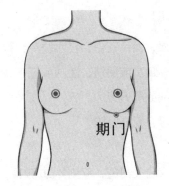

期门定位图

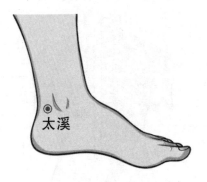

太溪定位图

灸到风湿消通

颈椎病

颈椎病是中老年人的常见病之一，目前逐渐呈年轻化趋势。表现为颈部不适，经常肩颈部肌肉酸痛或麻木，有时颈部有沉重压迫感，或伴有眩晕、恶心、上肢麻木、行走不稳等。颈椎病是功能退化的一种表现，主要原因系颈部气血阻滞、气血虚衰不能濡养筋骨。颈椎周围经络受机械性压迫，阻滞不通也会出现颈椎综合征。

主穴

大椎　颈夹脊　天柱　风池　阿是穴

艾灸体位及顺序	（俯卧）大椎→颈夹脊（双）→天柱（双）→风池（双）→阿是穴
灸法及时间	大椎、双侧颈夹脊行温和灸或温灸器灸20分钟，天柱双侧、风池双侧、阿是穴各行回旋灸15分钟
疗程	隔日1次，1周为1个疗程，1~2个疗程

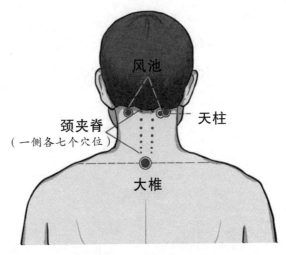

大椎、颈夹脊、天柱、风池定位图

辨证配穴

1. 风寒痹阻型

症状：夜寐露肩或久卧湿地而致颈强脊痛，肩臂酸楚，颈部活动受限，甚则手臂麻木发冷，遇寒加重，或伴形寒怕冷、全身酸楚，舌苔薄白或白腻，脉弦紧。

治法：祛风通络止痛。

配穴

肩井：回旋灸，双侧各 15 分钟。

合谷：回旋灸，双侧各 10 分钟。

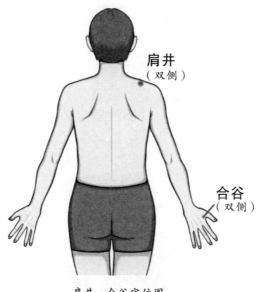

肩井
（双侧）

合谷
（双侧）

肩井、合谷定位图

2. 劳伤血瘀型

症状：有外伤史或久坐低头职业史，颈项、肩臂疼痛，甚则放射至前臂，手指麻木，劳累后加重，项部僵直或肿胀，活动不利，舌质紫暗有瘀点，脉涩。

治法：活血化瘀，通络止痛。

配穴

阳陵泉：回旋灸，双侧各 15 分钟。

命门：温和灸或温灸器灸，20 分钟。

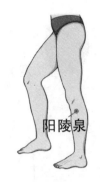

阳陵泉定位图

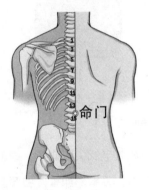

命门定位图

3. 肝肾亏虚型

症状：颈项、肩臂疼痛，四肢麻木乏力，伴头晕眼花，耳鸣，腰膝酸软，遗精，月经不调，舌红，少苔，脉细弱。

治法：补益肝肾，生血养筋。

配穴

命门：温和灸或温灸器灸，20分钟。

肾俞：温和灸或温灸器灸，双侧各20分钟。

涌泉：回旋灸，双侧各15分钟。

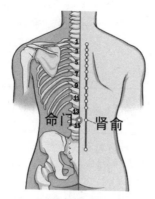

命门、肾俞定位图

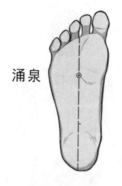

涌泉定位图

落　枕

　　落枕，又称颈部伤筋，临床主要表现为晨起颈部强直，疼痛，活动受限等症状。多因睡眠姿势不当，或因露卧当风，引起颈部气血不和，筋脉拘急而致病。

主穴

大椎　落枕　阿是穴

艾灸体位及顺序	（俯卧）大椎→落枕（双）→阿是穴
灸法及时间	大椎行温和灸或温灸器灸30分钟，落枕穴双侧、阿是穴各行回旋灸20分钟
疗程	一周3次，3次为1个疗程，1~2个疗程

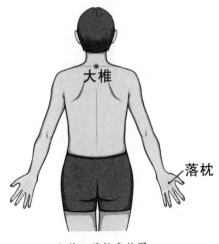

大椎、落枕定位图

辨证配穴

1. 督脉、太阳经型

症状：痛在项背，头部俯仰受限，项背部压痛明显。

治法：祛风解表，通络止痛。

配穴

天柱：回旋灸，双侧各 15 分钟。

颈夹脊：温和灸或温灸器灸，双侧各 20 分钟。

后溪：回旋灸，双侧各 15 分钟。

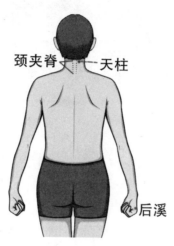

天柱、颈夹脊、后溪定位图

2. 少阳经型

症状：痛在颈臂，颈部不能回顾和向两侧偏斜，颈椎的侧部压痛明显。

治法：通络止痛。

配穴

风池：回旋灸，患侧 10 分钟。

肩井：回旋灸，患侧 10 分钟。

悬钟：回旋灸，双侧各 15 分钟。

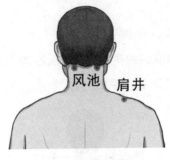

风池、肩井定位图

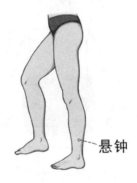

悬钟定位图

肩周炎

肩周炎即肩关节周围炎。本病多发生于 50 多岁的人，故又称"漏肩风""五十肩""肩痹"等，多因人体正气虚弱，风寒湿邪乘虚而入，由表及里，直达筋骨深处，阻滞经络气血，不通则痛。

主穴

大椎 肩前 肩髎 肩髃 肩贞 膏肓 阿是穴

艾灸体位及顺序	(坐位)大椎→肩前(患侧)→肩髎(患侧)→肩髃(患侧)→肩贞(患侧)→膏肓(患侧)→阿是穴
灸法及时间	大椎、膏肓行温和灸或温灸器灸30分钟，肩前、肩髎、肩髃、阿是穴各行回旋灸20分钟
疗程	一周2次，1个月为1个疗程，3~6个疗程

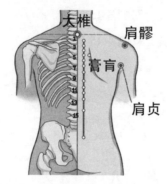

大椎、肩髎、膏肓、肩贞定位图

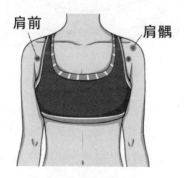

肩前、肩髃定位图

辨证配穴

1. 急性期

症状：多为新患病人，一般均系劳后当风，表现为肩部轻微疼痛，逐渐加重，或有局部发凉感以及肩部沉重不适，有些患者甚至出现上肢上举困难等症状。

治法：祛风散寒，通调经络。

配穴

曲池：回旋灸，双侧各 15 分钟。

合谷：回旋灸，双侧各 15 分钟。

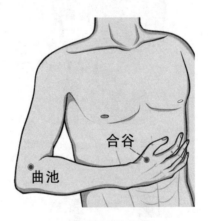

曲池、合谷定位图

2. 缓解期

症状：发病较缓，肩部疼痛，抬举困难，有明显压痛及发凉感，得温则稍缓解，肩臂有沉重感，酸胀不适，穿脱衣困难。

治法：在补益气血的基础上，祛风散寒，通调经络。

配穴

肾俞：温和灸或温灸器灸，双侧各 30 分钟。

血海：回旋灸，双侧各 20 分钟。

足三里：回旋灸，双侧各 20 分钟。

三阴交：回旋灸，双侧各 20 分钟。

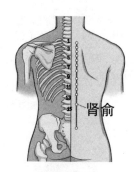

肾俞定位图

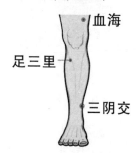

血海、足三里、三阴交定位图

腰　痛

　　腰痛又称"腰脊痛"，以自觉腰部疼痛为主症。腰痛的病因非常复杂，临床上常见于腰部软组织损伤、腰肌损伤，腰椎病变，椎间盘病变及部分内脏病变等。中医学认为，腰痛主要与感受外邪、跌扑损伤和劳欲太过等因素有关。

主穴

命门 肾俞 腰夹脊 委中 涌泉

艾灸体位及顺序	（俯卧）命门→肾俞（双）→腰夹脊（双）→委中（双）→涌泉（双）
灸法及时间	大椎、双侧肾俞、腰夹脊每穴行温和灸或温灸器灸30分钟，委中、涌泉双侧各行回旋灸20分钟
疗程	一周3次，6次为1个疗程，2~3个疗程

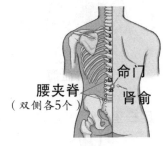

命门、肾俞、腰夹脊定位图

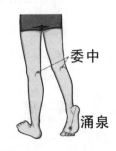

委中、涌泉定位图

辨证配穴

1. 寒湿腰痛型

症状：腰部受寒史，天气变化或阴雨风冷时加重，腰部冷痛重着、酸麻，或拘挛不可俯仰，或疼痛连及下肢。

治法：温经散寒止痛。

配穴

神阙：温和灸或温灸器灸，20分钟。

关元：温和灸或温灸器灸，20分钟。

足三里：回旋灸，双侧各15分钟。

阴陵泉：回旋灸，双侧各15分钟。

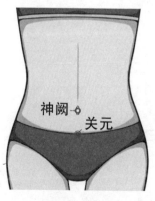

神阙、关元定位图

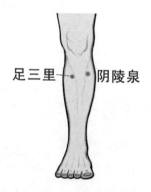

足三里、阴陵泉定位图

2. 瘀血腰痛型

症状：腰部有劳损或陈伤史，晨起、劳累、久坐时加重，腰部两侧肌肉触之有僵硬感，痛处固定不移。

治法：活血化瘀，行气止痛。

配穴

膈俞：回旋灸，双侧各 20 分钟。

阿是穴：回旋灸，30 分钟。

三阴交：回旋灸，双侧各 20 分钟。

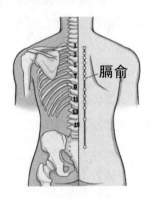

膈俞定位图

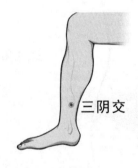

三阴交定位图

3. 肾虚腰痛型

症状：起病缓慢，腰部隐隐作痛，以酸痛为主，乏力易倦，脉细。

治法：益肾壮腰止痛。

配穴

腰阳关：温和灸或温灸器灸，30分钟。

太溪：回旋灸，双侧各20分钟。

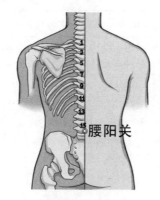

腰阳关定位图

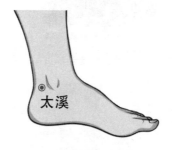

太溪定位图

坐骨神经痛

坐骨神经痛在中医属"痹证"范畴，本病以坐骨神经通路的一段或全长的放射性疼痛为主症。多因感受风寒湿之邪，或跌扑闪挫，以致经络受损，气血阻滞，不通则痛。

主穴

八髎 秩边 悬钟

艾灸体位及顺序	(俯卧) 八髎→秩边 (患侧) →悬钟 (双)
灸法及时间	八髎、秩边每穴行温和灸或温灸器灸 30 分钟，悬钟双侧各行回旋灸 20 分钟
疗程	一周 2 次，2 周为 1 个疗程，1~2 个疗程

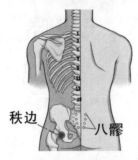

八髎、秩边定位图

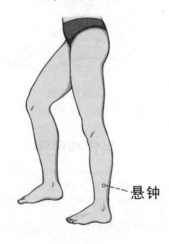

悬钟定位图

辨证配穴

1. 太阳经型

症状：下肢拘急疼痛，多沿腰腿后侧放射样、电击样疼痛，活动时加重。

治法：通络止痛。

配穴

承扶：回旋灸，患侧 20 分钟。

委中：回旋灸，患侧 20 分钟。

昆仑：回旋灸，患侧 20 分钟。

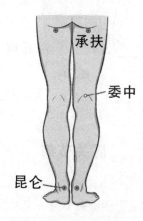

承扶、委中、昆仑定位图

2. 少阳经型

症状：以腰部或臀部、大腿外侧、小腿后外侧及足外侧出现放射性、电击样、烧灼样疼痛，活动时加重。

治法：通络止痛。

配穴

环跳：回旋灸，患侧20分钟。

风市：回旋灸，患侧20分钟。

阳陵泉：回旋灸，患侧20分钟。

丘墟：回旋灸，患侧20分钟。

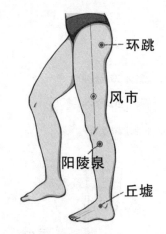

环跳、风市、阳陵泉、丘墟定位图

膝关节痛

膝关节疼痛，常见于膝骨关节炎、半月板损伤等，有时伴有肿胀，行走或下蹲困难，甚至伴膝关节畸形，不能站立行走。主要因肝肾阴精不足，风寒湿邪乘虚而入，侵袭膝部，流注关节，阻滞气血而发生疼痛。

主穴

鹤顶　内、外膝眼　阿是穴

艾灸体位及顺序	（仰卧）鹤顶（患侧）→内、外膝眼（患侧）→阿是穴
灸法及时间	鹤顶，内、外膝眼每穴行温和灸或温灸器灸 30 分钟，阿是穴行回旋灸 20 分钟
疗程	一周 3 次，2 周为 1 个疗程，1~2 个疗程

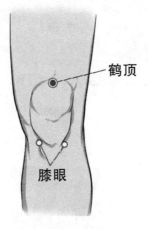

鹤顶、膝眼定位图

辨证配穴

1. 风邪袭络型

症状：膝关节疼痛，疼痛游走不动，怕风，膝关节活动不利，屈伸困难。

治法：祛风散邪，疏利关节。

配穴

大椎：温和灸或温灸器灸，20 分钟。

风池：回旋灸，双侧各 15 分钟。

风市：回旋灸，双侧各 15 分钟。

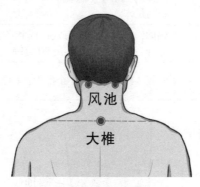

风池、大椎定位图

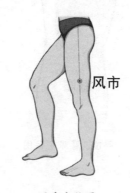

风市定位图

2. 寒邪痹阻型

症状：膝关节冷痛，畏寒肢冷，遇寒则疼痛加重，得温则痛缓，脉沉迟。

治法：温阳散寒，温通经络。

配穴

阳陵泉：回旋灸，双侧各 15 分钟。

足三里：回旋灸，双侧各 20 分钟。

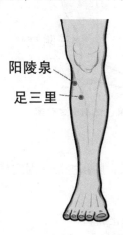

阳陵泉、足三里定位图

3. 湿邪困阻型

症状：膝关节肿胀疼痛，以胀痛为特点，阴雨天加重，苔白腻，脉濡。

治法：健脾除湿，疏通经络。

配穴

阴陵泉：回旋灸，双侧各 20 分钟。

三阴交：回旋灸，双侧各 15 分钟。

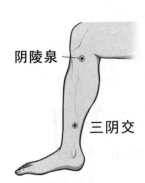

阴陵泉、三阴交定位图

4. 瘀血阻络型

症状：膝关节疼痛日久，肿胀变形，固定痛，以刺痛为主，舌质紫暗，脉弦。

治法：活血化瘀，通络止痛。

配穴

血海：回旋灸，双侧各 20 分钟。

地机：回旋灸，双侧各 15 分钟。

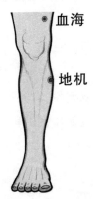

血海、地机定位图

足跟痛

足跟痛是急性或慢性损伤引起的足跟部疼痛，临床多见于 40 岁以上的人，多因体质素虚或摄生失调，肾气亏虚，肾主骨，肾虚则阴精无以充养骨之末端；或高年之人气血不足，而又足跟久立于地，致使足部之气血运行失常，经脉阻滞不通而疼痛。临床上分实证和虚证两种类型。

主穴

命门 肾俞 阿是穴

艾灸体位及顺序	（俯卧）命门→肾俞（双）→阿是穴
灸法及时间	命门、双侧肾俞每穴行温和灸或温灸器灸 30 分钟，阿是穴行回旋灸 20 分钟
疗程	隔日 1 次，1 周为 1 个疗程，1~3 个疗程

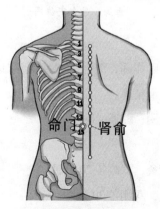

命门、肾俞定位图

辨证配穴

1. 实证

症状：足跟痛，其痛剧烈，行走触地加重。

治法：行气活血，疏通经络。

配穴

血海：回旋灸，双侧各 20 分钟。

昆仑：回旋灸，双侧各 15 分钟。

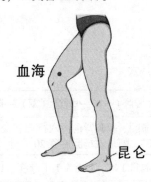

血海、昆仑定位图

2. 虚证

症状：足跟隐隐作痛，缠绵不愈，遇劳则重，面色不华，伴见腰膝酸软，梦遗滑精等。

治法：滋补肾阴，疏通经脉。

配穴

三阴交：回旋灸，双侧各 20 分钟。

丘墟：回旋灸，双侧各 20 分钟。

太溪：回旋灸，双侧各 30 分钟。

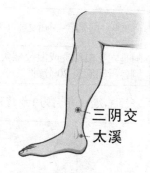

三阴交、太溪定位图

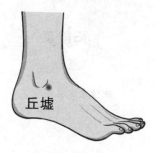

丘墟定位图

风湿性（类风湿）关节炎

风湿性关节炎和类风湿关节炎，以及一些关节疼痛的疾病，属于中医学"痹证"的范畴。多因人体经络遭受风寒湿邪侵袭，致使气血运行不畅，引起筋骨、肌肉、关节等处的疼痛、酸楚、沉重、麻木和屈伸不利、僵硬、肿大、变形等。

主穴

阿是穴　阳陵泉

艾灸体位及顺序	（仰卧）阿是穴→阳陵泉（双）
灸法及时间	阿是穴行温和灸或温灸器灸 30 分钟，阳陵泉双侧各行回旋灸 20 分钟
疗程	一周 3 次，1 个月为 1 个疗程，3~6 个疗程

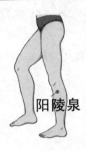

阳陵泉定位图

辨证配穴

1. 风寒湿痹型

行痹

症状：肢体关节、肌肉疼痛酸楚，屈伸不利，活动受限，可涉及肢体多个关节，疼痛呈游走性，伴见恶风、发热等表证，舌苔薄白，脉浮或缓。

治法：祛风通络，散寒除湿。

配穴

合谷：回旋灸，双侧各 15 分钟。

关元：温和灸或温灸器灸，20 分钟。

血海：回旋灸，双侧各 15 分钟。

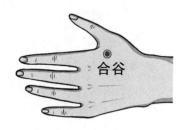

合谷定位图

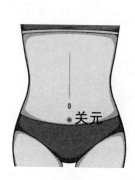

关元定位图

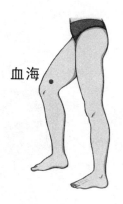

血海定位图

痛痹

症状：肢体关节疼痛，痛势剧烈，部位固定，遇寒则痛甚，得热则痛缓，伴见关节屈伸不利，局部皮肤或有寒冷感，时有肌肉酸楚疼痛，舌质淡，舌苔薄白，脉弦紧。

治法：散寒通络，祛风除湿。

配穴

血海：回旋灸，双侧各 15 分钟。

膈俞：温和灸或温灸器灸，双侧各 20 分钟。

关元：温和灸或温灸器灸，20 分钟。

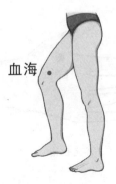

血海定位图

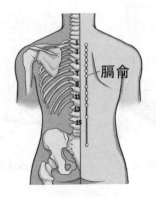

膈俞定位图

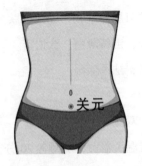

关元定位图

着痹

症状：肢体关节、肌肉酸楚、重着、疼痛，肿胀散漫，伴见关节活动不利，肌肤麻木不仁，舌质淡，舌苔白腻，脉濡缓。

治法：除湿通络，祛风散寒。

配穴

阴陵泉：回旋灸，双侧各 15 分钟。

关元：温和灸或温灸器灸，30 分钟。

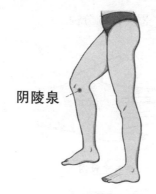

阴陵泉定位图

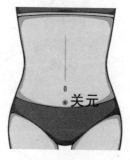

关元定位图

2. 风湿热痹型

症状：游走性关节疼痛，可涉及一个或多个关节，活动不便，局部灼热红肿，得冷则舒，伴见发热、恶风、口渴、烦躁等，舌质红，舌苔黄或黄腻，脉滑数。

治法：清热通络，祛风除湿。

配穴

合谷：回旋灸，双侧各 15 分钟。

大椎：温和灸或温灸器灸，15 分钟。

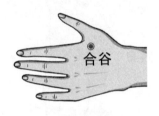

合谷定位图

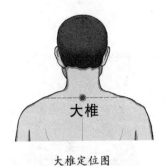

大椎定位图

3. 痰瘀痹阻型

症状：关节肿大、僵硬、变形，刺痛，伴见关节肌肤紫暗、肿胀，按之较硬，舌质紫暗或有瘀斑，舌苔白腻，脉弦涩。

治法：化痰行瘀，蠲痹通络。

配穴

血海：回旋灸，双侧各 20 分钟。

丰隆：回旋灸，双侧各 20 分钟。

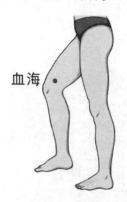

血海定位图

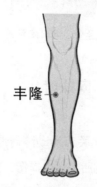

丰隆定位图

4. 肝肾两虚型

症状：症状日久不愈，关节屈伸不利，肌肉瘦削，腰膝酸软，伴见畏寒肢冷，阳痿、遗精，舌质淡，苔薄白，脉沉细弱。

治法：补益肝肾，舒筋止痛。

配穴

肝俞：温和灸或温灸器灸，双侧各 30 分钟。

肾俞：温和灸或温灸器灸，双侧各 30 分钟。

命门：温和灸或温灸器灸，30 分钟。

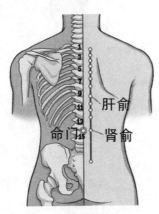

肝俞、肾俞、命门定位图

网球肘

网球肘是以肘部疼痛，关节活动障碍为主症的疾病，又称"肱骨外上髁炎"，是常见的肘部慢性损伤，多因前臂旋转用力不当而引起肱骨外上髁桡侧伸肌腱附着处劳损所致。中医认为劳累汗出，营卫不固，寒湿侵袭肘部经络，使气血阻滞不畅；或长期从事旋前、伸腕等剧烈活动，使筋脉损伤、瘀血内停等导致肘部经络不通，不通则痛。

主穴

曲池　小海　手三里　阿是穴

艾灸体位及顺序	(坐位) 曲池 (患侧) →小海 (患侧) →手三里 (患侧) →阿是穴
灸法及时间	曲池、小海、手三里、阿是穴每穴行回旋灸 20 分钟
疗程	每天或隔天 1 次，7 次为 1 个疗程，1~3 个疗程

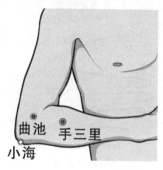

曲池、小海、手三里定位图

辨证配穴

1. 风寒型

症状：多为新患病者，肘部关节疼痛，活动受限，或伴形寒怕冷、全身酸楚，舌苔薄白或白腻，脉弦紧。

治法：祛风通络止痛。

配穴

大椎：温和灸或温灸器灸，15 分钟。

合谷：回旋灸，双侧各 15 分钟。

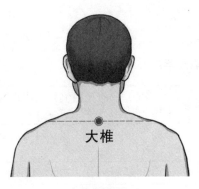

大椎定位图

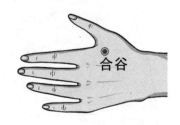

合谷定位图

2. 血瘀型

症状：肘部关节疼痛日久，劳累后加重，活动不利，肘关节处有压痛，舌质紫暗有瘀点，脉涩。

治法：活血化瘀，通络止痛。

配穴

膏肓：温和灸或温灸器灸，双侧各 30 分钟。

膈俞：温和灸或温灸器灸，双侧各 30 分钟。

阳陵泉：回旋灸，双侧各 20 分钟。

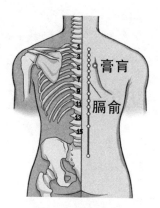

膏肓、膈俞定位图

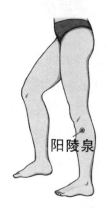

阳陵泉定位图

艾灸一招止痒

荨麻疹

荨麻疹俗称风疹块，是一种常见的皮肤病，是由于多种因素致皮肤、黏膜小血管扩张及渗透性增加而出现的一种局限性水肿反应。症状为皮肤出现大小不等的风团，骤然发生，迅速消退，瘙痒剧烈，愈后不留任何痕迹。慢性荨麻疹风团常反复发生，时多时少，甚则经年累月不愈，严重影响生活质量。

主穴

大椎　曲池（上半身）/血海（下半身）　风市　三阴交

艾灸体位及顺序	（俯卧）大椎→（仰卧）曲池（患侧）→血海（患侧）→风市（双）→三阴交（双）
灸法及时间	大椎行温和灸或温灸器灸 30 分钟，若是患侧上肢，则回旋灸患侧曲池 15 分钟，若是患侧下肢则回旋灸患侧血海 15 分钟，风市、三阴交双侧各行回旋灸共 30 分钟
疗程	每天或隔天 1 次，7 次为 1 个疗程，1~3 个疗程

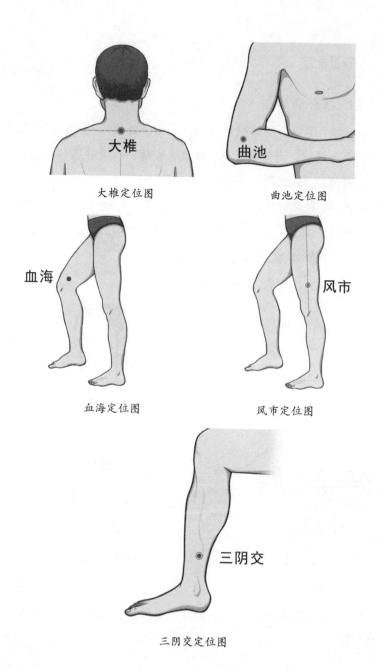

大椎定位图

曲池定位图

血海定位图

风市定位图

三阴交定位图

辨证配穴

1. 风热袭表型

症状：荨麻疹皮疹颜色比较红，皮疹处瘙痒剧烈，遇热加重，遇冷缓解，可伴有发热，咽痛，腹痛，口唇肿胀，舌边尖红，苔薄黄，脉浮数。

治法：疏风散热。

配穴

合谷：回旋灸，双侧各15分钟。

阳陵泉：回旋灸，双侧各15分钟。

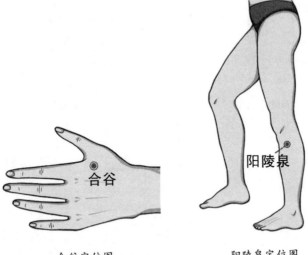

阳陵泉

合谷

合谷定位图　　　　　　阳陵泉定位图

2. 风寒束表型

症状：皮疹颜色比较白，遇冷加重，遇热减轻，舌质淡白，脉浮缓。

治法：疏风散寒。

配穴

神阙：温和灸或温灸器灸，30 分钟。

足三里：回旋灸，双侧各 15 分钟。

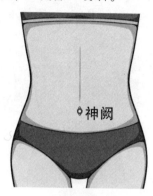

神阙定位图

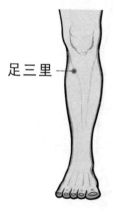

足三里定位图

3. 血虚风燥型

症状：皮疹颜色淡白，夜间加重，瘙痒，伴有口干、少津、脉细。

治法：养血祛风。

配穴

膈俞：温和灸或温灸器灸，双侧各 15 分钟。

足三里：回旋灸，双侧各 15 分钟。

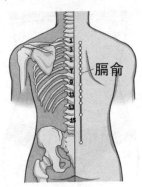

膈俞定位图

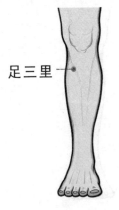

足三里定位图

4. 脾胃湿热型

症状：全身性荨麻疹，多伴有腹痛、食欲减退、大便溏泻，舌质红，苔黄腻，脉滑。

治法：调理脾胃，清热利湿。

配穴

中脘：温和灸或温灸器灸，15 分钟。

内庭：回旋灸，双侧各 15 分钟。

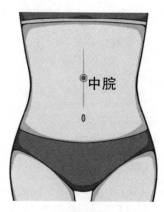

中脘定位图

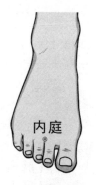

内庭定位图

湿　疹

湿疹是一种过敏性的炎症性皮肤病，属中医的"湿疮"范畴。其特点是皮疹呈对称分布，多种形态，发无定位，剧烈瘙痒，易于湿烂流津，反复发作，易成慢性。

主穴

大椎　脾俞　曲池（上半身）/血海（下半身）

艾灸体位及顺序	（俯卧）大椎→脾俞（双）→（仰卧）曲池（患侧）→血海（患侧）
灸法及时间	大椎行温和灸或温灸器灸 30 分钟，脾俞双侧各行温和灸或温灸器灸 30 分钟，若是患侧上肢，则回旋灸患侧曲池 15 分钟，若是患侧下肢则回旋灸患侧血海 15 分钟
疗程	每天或隔天 1 次，7 次为 1 个疗程，1~3 个疗程

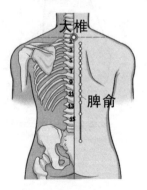

大椎、脾俞定位图

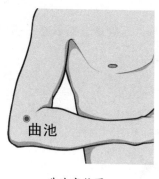

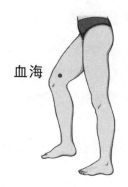

曲池定位图　　　　　血海定位图

辨证配穴

1. 热重于湿型

症状：发病急，病程短，皮损鲜红灼热，红斑，丘疹，水疱，渗出，舌质红，苔薄白或黄，脉弦滑或弦数。

治法：清热利湿，凉血解毒。

配穴

阳陵泉：回旋灸，双侧各 15 分钟。

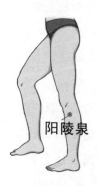

阳陵泉定位图

2. 湿重于热型

症状：发病较缓慢，皮疹为丘疹，丘疱疹，抓后糜烂渗出，瘙痒，舌淡红，苔薄白或白腻，脉滑。

治法：健脾利湿，清热消肿。

配穴

阴陵泉：回旋灸，双侧各 15 分钟。

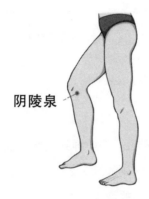

阴陵泉定位图

3. 脾虚血燥型

症状：病程日久，皮肤粗糙肥厚，部分苔藓化，瘙痒，舌淡暗，体胖大，苔薄白，脉沉滑。

治法：健脾燥湿，养血润肤。

配穴

膈俞：温和灸或温灸器灸，双侧各 15 分钟。

足三里：回旋灸，双侧各 15 分钟。

三阴交：回旋灸，双侧各 15 分钟。

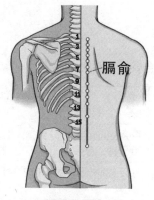

膈俞定位图

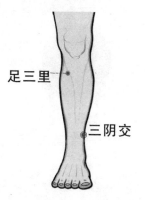

足三里、三阴交定位图

痤 疮

痤疮是一种毛囊皮脂腺的慢性炎症，按部位可分为面部痤疮、背部痤疮等，常表现为粉刺、炎性丘疹、囊肿、结节等症状，中医学称之为"粉刺"，俗称"青春痘"，是皮肤科的常见病。治疗上应遵从辨证论治原则，分清疾病的寒、热、虚、实。

主穴

百会　大椎　合谷　三阴交

艾灸体位及顺序	（俯卧）百会→大椎→（仰卧）合谷（双）→三阴交（双）
灸法及时间	百会行回旋灸30分钟，大椎行温和灸或温灸器灸30分钟，合谷、三阴交双侧各行回旋灸30分钟
疗程	每天或隔天1次，10次为1个疗程，1~3个疗程

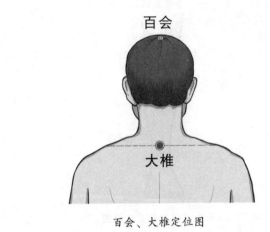

百会、大椎定位图

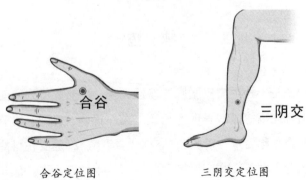

合谷定位图　　　　三阴交定位图

辨证配穴

1. 肺经风热型

症状：常发生在青春期。颜面细小红色丘疹，以额头多见，可有痒感，鼻翼两旁皮肤发红、油腻、脱屑，病程较短，单纯痤疮或伴有脂溢性皮炎，炎症较明显，口干渴，大便干结，舌质红，苔薄，脉浮数。

治法：泻肺清热。

配穴

风池：回旋灸，双侧各 15 分钟。

曲池：回旋灸，双侧各 15 分钟。

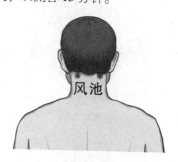

风池定位图

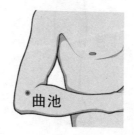

曲池定位图

2. 胃肠湿热型

症状：平素偏嗜辛辣肥甘、油腻腥发之品，颜面、胸背较大的红色丘疹，有的呈结节、脓疱，瘙痒，或伴唇口干裂，便秘，小便红，舌质红，苔黄腻，脉滑数。

治法：清热除湿解毒。

配穴

中脘：温和灸或温灸器灸，15 分钟。

丰隆：回旋灸，双侧各 15 分钟。

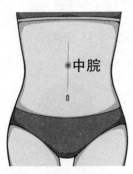

中脘定位图

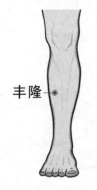

丰隆定位图

3. 肝经郁热型

症状：多见于女性，皮疹多发于面颊两侧，以炎性脓疱、丘疹为主，病情轻重和月经周期相关，兼见心烦易怒，乳房胀满不舒，大便干结，舌质红，苔薄黄，脉弦数。

治法：疏肝清热。

配穴

期门：回旋灸，双侧各 15 分钟。

阳陵泉：回旋灸，双侧各 15 分钟。

太冲：回旋灸，双侧各 15 分钟。

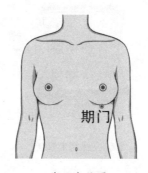

期门定位图

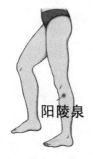

阳陵泉定位图

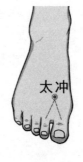

太冲定位图

4. 痰瘀互结型

症状：颜面皮疹经年不退，肤色红或暗红，病程较长，反复发作，颜面、胸背较多的结节、囊肿，或遗留有疤痕，色素沉着，舌质暗红或有瘀斑，苔腻，脉沉细涩。

治法：除湿化痰，活血散结。

配穴

中脘：温和灸或温灸器灸，15 分钟。

神阙：温和灸或温灸器灸，15 分钟。

丰隆：回旋灸，双侧各 15 分钟。

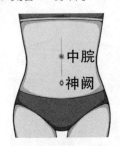

中脘、神阙定位图

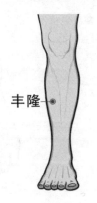

丰隆定位图

5. 阴虚火旺型

症状：痤疮以丘疹型多见，伴腰膝酸软，手足心热，咽干口渴唇燥，心烦夜寐不安，舌质红，苔少，脉沉细数。

治法：滋阴降火。

配穴

太溪：回旋灸，双侧各 15 分钟。

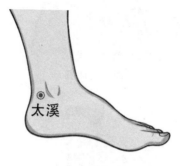

太溪定位图

6. 脾虚湿阻型

症状：面部皮脂溢出严重，白头粉刺增多，恶心，腹胀便溏，舌质淡，边有齿痕，苔白腻，脉缓。

治法：清脾除湿。

配穴

脾俞：温和灸或温灸器灸，双侧各 15 分钟。

阴陵泉：回旋灸，双侧各 15 分钟。

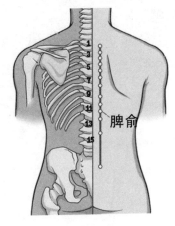

脾俞定位图

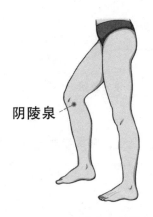

阴陵泉定位图

7. 冲任失调型

症状：多表现为中年女性的迟发型痤疮，丘疹色红，反复发作，丘疹随月经周期而变化，同时伴有月经不调或痛经，以丘疹型多见，舌质淡红，苔白，脉沉细数。

治法：滋养肝肾，调摄冲任。

配穴

带脉：回旋灸，双侧各 15 分钟。

关元：温和灸或温灸器灸，15 分钟。

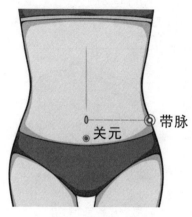

带脉、关元定位图

癣（手癣、足癣）

手癣、足癣是致病性皮肤丝状真菌侵犯指（趾）间、手、足掌皮肤所引起的皮肤病，急性损害以丘疹、水疱为特点，慢性损害以鳞屑角化为特点，手癣中医称为"鹅掌风"。中医认为本病多由湿热下注，或因久居湿地染毒而成。

主穴

曲池　合谷（手）/血海（足）　隐白（足）

艾灸体位及顺序	(仰卧)曲池(双)→合谷(患侧)/血海(患侧)→隐白(患侧)
灸法及时间	曲池双侧各行回旋灸 30 分钟,若是手癣,则回旋灸患侧合谷 15 分钟,若是足癣,则回旋灸患侧隐白 15 分钟
疗程	每天或隔天 1 次,10 次为 1 个疗程,2~3 个疗程

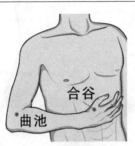

曲池、合谷定位图

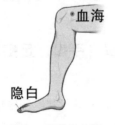

血海、隐白定位图

辨证配穴

1. 风湿毒聚型

症状:鹅掌风、脚湿气,症见皮损泛发,蔓延浸淫,或大部分头皮毛发受累,黄痂堆积,毛发脱而头秃,或手如鹅掌,皮肤粗糙,或皮下水疱,或足趾糜烂、浸渍剧痒,苔薄白,脉濡。

治法：祛风除湿，杀虫止痒。

配穴

风市：回旋灸，双侧各 15 分钟。

阴陵泉：回旋灸，双侧各 15 分钟。

三阴交：回旋灸，双侧各 15 分钟。

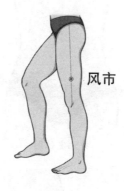

风市定位图

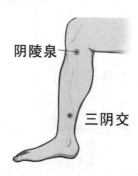

阴陵泉、三阴交定位图

2. 湿热下注型

症状：脚湿气伴抓破染毒，症见足趾糜烂，渗流臭水或化脓，肿连足背，或见红丝上窜，舌红，苔黄腻，脉滑数。

治法：清热化湿，解毒消肿。

配穴

关元：温和灸或温灸器灸，15 分钟。

蠡沟：回旋灸，双侧各 15 分钟。

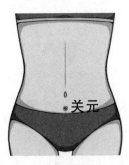

关元定位图

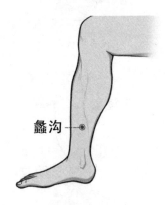

蠡沟定位图

3. 血虚风燥型

症状：皮肤肥厚，脱屑明显，可出现皮肤干燥，皲裂，舌质淡红，苔少，脉沉细。

治法：养血润肤，健脾和胃。

配穴

膈俞：温和灸或温灸器灸，双侧各 15 分钟。

足三里：回旋灸，双侧各 15 分钟。

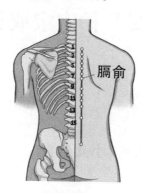

膈俞定位图

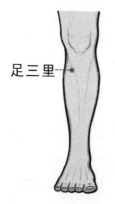

足三里定位图

"艾"护宝宝成长

小儿感冒

感冒是外感风邪引起的肺系疾病，以发热、恶寒、鼻塞、流涕、咳嗽等为主要症状，是我们俗称的"伤风"，属于急性上呼吸道感染。气候变化，寒温交替，调护失宜等常为发病诱因。小儿卫气不足，无以抵御外邪，邪犯肺卫，肺气失宣，发为感冒。

主穴

大椎　风池　神阙

艾灸体位及顺序	（俯卧）大椎→风池（双）→（仰卧）神阙
灸法及时间	大椎、神阙行温和灸或温灸器灸 15 分钟，风池穴双侧各行回旋灸 10 分钟
疗程	每天或隔天 1 次，2 次为 1 个疗程，1~3 个疗程

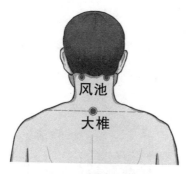

风池、大椎定位图

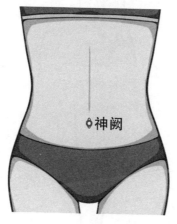

神阙定位图

辨证配穴

1. 风寒感冒

症状：恶寒发热，无汗，四肢酸痛，鼻流清涕，打喷嚏，咽痛，舌淡红，苔薄白，脉浮紧，指纹浮红。

治法：辛温解表散寒。

配穴

肺俞：温和灸或温灸器灸，双侧各 15 分钟。

足三里：回旋灸，双侧各 15 分钟。

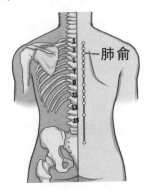

肺俞定位图

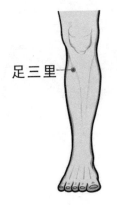

足三里定位图

2. 风热感冒

症状：发热，恶风，有汗或少汗，鼻塞流浊涕，可伴有咳嗽，痰稠色白或黄，咽红肿痛，口渴欲饮，舌质红，苔薄黄，脉浮数，指纹浮紫。

治法：辛凉解表散热。

配穴

曲池：回旋灸，双侧各 10 分钟。

合谷：回旋灸，双侧各 10 分钟。

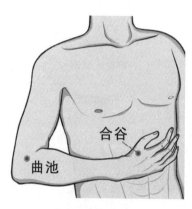

曲池、合谷定位图

3. 暑邪感冒

症状：发生于夏季，发热，无汗或汗出后热不解，鼻塞，感身重困倦，胸闷，食欲不振，口渴心烦，小便短黄，舌质红，苔黄腻，脉滑数，指纹紫滞。

治法：清暑解表化湿。

配穴

脾俞：温和灸或温灸器灸，双侧各 15 分钟。

阴陵泉：回旋灸，双侧各 10 分钟。

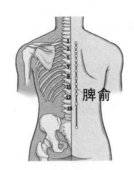

脾俞定位图

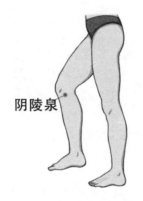

阴陵泉定位图

4. 时疫感冒（流感）

症状：起病急，高热恶寒，无汗或汗出不解，咽红，肌肉酸痛，腹痛，或有恶心呕吐，大便稀溏，舌质红，苔黄，脉数，指纹紫。

治法：解表清瘟解毒。

配穴

中脘：温和灸或温灸器灸，20 分钟。

足三里：回旋灸，双侧各 15 分钟。

涌泉：回旋灸，双侧各 15 分钟。

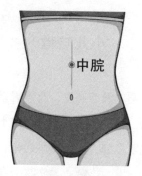

中脘定位图

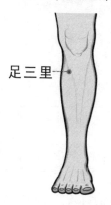

足三里定位图

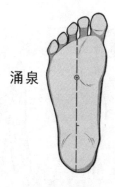

涌泉定位图

小儿咳嗽

小儿咳嗽以冬春两季最为高发，有声无痰为咳，有痰无声为嗽，有声有痰为咳嗽，有外感咳嗽和内伤咳嗽之分，临床以外感为多见。本病病位主要在肺，小儿肺脏娇嫩，卫外不固，故易受外邪主要是风邪侵袭，发为咳嗽。内伤咳嗽多因脾虚生痰上贮于肺，致肺气不宣，清肃失职而发。

主穴

大椎　肺俞　身柱　天突

艾灸体位及顺序	（俯卧）大椎→肺俞（双）→身柱→（仰卧）天突
灸法及时间	大椎、身柱、肺俞双侧各行温和灸或温灸器灸30分钟，天突穴行回旋灸15分钟
疗程	每天或隔天1次，3次为1个疗程，1~2个疗程

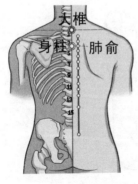
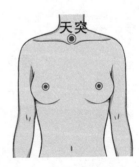

大椎、肺俞、身柱定位图　　　　天突定位图

辨证配穴

1. 风寒袭肺型

症状：咳嗽频作，咽痒，痰色白质清稀，鼻塞流清涕，恶寒无汗，发热头痛，全身酸痛，舌质淡红，舌苔薄白，脉浮紧，指纹浮红。

治法：疏风散寒，宣肺止咳。

配穴

大杼：温和灸或温灸器灸，双侧各20分钟。

膻中：温和灸或温灸器灸，15分钟。

神阙：温和灸或温灸器灸，20分钟。

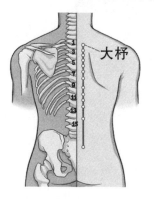
大杼定位图

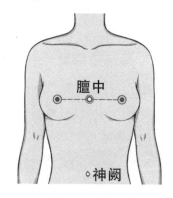
膻中、神阙定位图

2. 风热犯肺型

症状：咳嗽不爽，痰黄黏稠，不易咳出，口渴咽痛，鼻流浊涕，或伴发热恶风，头痛，微汗出，舌质红，苔薄黄，脉浮数，指纹浮紫。

治法：疏风散热，宣肺止咳。

配穴

曲池：回旋灸，双侧各 10 分钟。

鱼际：回旋灸，双侧各 10 分钟。

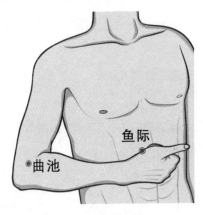

曲池、鱼际定位图

3. 痰热壅肺型

症状：咳嗽痰多，咯吐不爽，色黄质稠，喉间痰鸣声，伴气促，发热口渴，尿少色黄，大便干结，舌质红，苔黄腻，脉滑数，指纹紫滞。

治法：清热化痰，肃肺止咳。

配穴

中脘：温和灸或温灸器灸，15 分钟。

丰隆：回旋灸，双侧各 10 分钟。

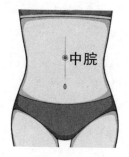

中脘定位图

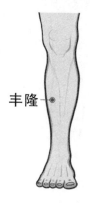

丰隆定位图

4. 痰湿蕴肺型

症状：咳嗽重浊，痰多，色白质稀，喉间痰声辘辘，神疲困倦，形体虚胖，食欲不振，舌淡红，苔白腻，脉滑，指纹沉滞。

治法：燥湿化痰，肃肺止咳。

配穴

膻中：温和灸或温灸器灸，20分钟。

丰隆：回旋灸，双侧各10分钟。

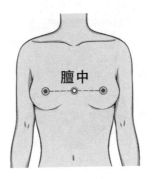

膻中定位图

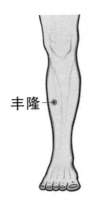

丰隆定位图

5. 肺脾气虚型

症状：咳声无力，痰色白质稀，面色少华，少气懒言，自汗，平素易感冒，舌淡嫩，边有齿痕，脉细无力，指纹淡红。

治法：补肺益气，健脾化痰。

配穴

脾俞：温和灸或温灸器灸，双侧各 20 分钟。

足三里：回旋灸，双侧各 15 分钟。

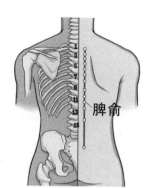

脾俞定位图

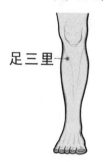

足三里定位图

小儿哮喘

　　哮喘是小儿时期常见的一种反复发作的哮鸣气喘性肺系疾病，临床以反复发作性喘促气急，喉间痰鸣，呼气延长，严重者不能平卧，张口抬肩，唇口青紫为特征，哮以声响言，喘以气息言，哮必兼喘，喘未必兼哮。本病遇寒而发，反复发作，难以根治。素体肺、脾、肾三脏功能不足，痰饮留伏于肺，成为哮喘之夙根。艾灸主要是针对缓解期哮喘做预防性治疗。

主穴

百会 大椎 身柱 天突 膻中

艾灸体位及顺序	（俯卧）百会→大椎→身柱→（仰卧）天突→膻中
灸法及时间	百会、天突各行回旋灸 20 分钟，大椎、身柱、膻中行温和灸或温灸器灸 30 分钟
疗程	每天或隔天 1 次，3 次为 1 个疗程，2~3 个疗程

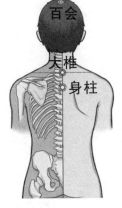
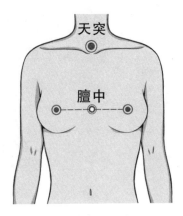

百会、大椎、身柱定位图　　　　天突、膻中定位图

辨证配穴

1. 肺脾气虚型

症状：反复感冒，气短自汗，咳嗽无力，神疲懒言，食欲不振，面白少华或萎黄，大便稀溏，舌质淡胖，苔薄白，脉细软，指纹淡。

治法：健脾益气，补肺固表。

配穴

肺俞：温和灸或温灸器灸，双侧各 20 分钟。

脾俞：温和灸或温灸器灸，双侧各 20 分钟。

足三里：回旋灸，双侧各 15 分钟。

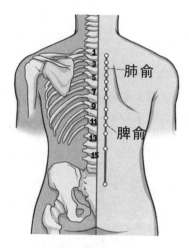

肺俞、脾俞定位图

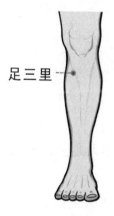

足三里定位图

2. 脾肾阳虚型

症状：咳嗽无力，动则喘促，气短心悸，面色苍白，畏寒，四肢欠温，腹胀纳差，大便稀溏，夜尿多，发育迟缓，舌质淡，苔薄白，脉细弱，指纹淡。

治法：健脾温肾，固摄纳气。

配穴

脾俞：温和灸或温灸器灸，双侧各 20 分钟。

命门：温和灸或温灸器灸，20 分钟。

肾俞：温和灸或温灸器灸，双侧各 20 分钟。

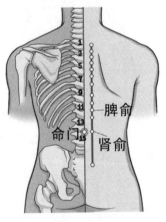

脾俞、命门、肾俞定位图

小儿腹泻

小儿腹泻于夏秋季节发病率高，发生原因分为内因和外因。外因为感受湿邪，或兼风、寒、暑、热等而为病；内因则为伤于乳食或脾胃虚弱。本病主要病机是脾胃受损，升降失司，水谷不分，混杂而下，故治疗以运脾化湿为基本原则。

主穴

神阙　天枢

艾灸体位及顺序	（仰卧）神阙→天枢（双）
灸法及时间	神阙、天枢穴双侧各行温和灸或温灸器灸 20 分钟
疗程	隔天 1 次，3 次为 1 个疗程，2~3 个疗程

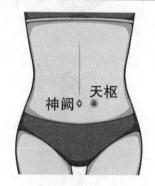

神阙、天枢定位图

辨证配穴

1. 风寒泻

症状：大便清稀，夹有泡沫，臭气不甚，或肠鸣腹痛，或伴恶寒发热，鼻流清涕，咳嗽，舌质淡，苔薄白，脉浮紧，指纹淡红。

治法：疏风散寒，化湿和中。

配穴

关元：温和灸或温灸器灸，20分钟。

涌泉：回旋灸，双侧各15分钟。

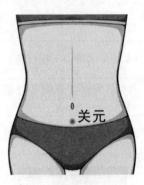

关元定位图

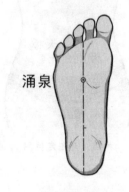

涌泉定位图

2. 湿热泻

症状：大便水样，或蛋花样，泻下急迫，量多次频，气味秽臭，腹痛时作，口渴，小便短黄，舌质红，苔黄腻，脉滑数，指纹紫。

治法：解热清肠，化湿止泻。

配穴

中脘：温和灸或温灸器灸，15 分钟。

阳陵泉：回旋灸，双侧各 10 分钟。

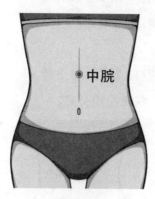

中脘定位图

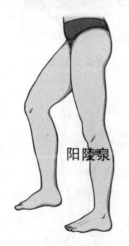

阳陵泉定位图

3. 伤食泻

症状：大便稀溏，夹有乳凝块或食物残渣，气味酸臭，或如败卵，便前腹痛，泻后痛减，嗳气酸馊，或有呕吐，不思乳食，夜卧不安，苔白厚腻，脉滑实，指纹滞。

治法：运脾和胃，消食化滞。

配穴

中脘：温和灸或温灸器灸，15 分钟。

丰隆：回旋灸，双侧各 10 分钟。

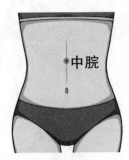

中脘定位图

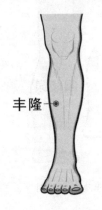

丰隆定位图

4. 脾虚泻

症状：大便稀溏，色淡不臭，多于食后作泻，时轻时重，面色萎黄，形体消瘦，神疲倦怠，舌淡，苔白，脉缓弱，指纹淡。

治法：健脾益气，助运止泻。

配穴

脾俞：温和灸或温灸器灸，双侧各 20 分钟。

阴陵泉：回旋灸，双侧各 10 分钟。

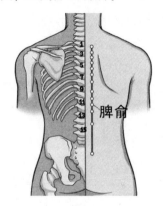

脾俞定位图

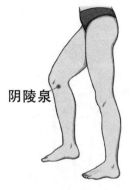

阴陵泉定位图

5. 脾肾阳虚泻

症状：久泻不止，大便清稀，完谷不化，畏寒肢冷，面色㿠白，精神萎靡，睡时露睛，舌质淡，苔白，脉细弱，指纹色淡。

治法：温脾益肾，固涩止泻。

配穴

脾俞：温和灸或温灸器灸，双侧各20分钟。

肾俞：温和灸或温灸器灸，双侧各20分钟。

关元：温和灸或温灸器灸，20分钟。

涌泉：回旋灸，双侧各15分钟。

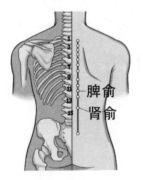 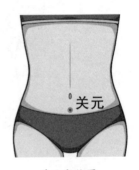

脾俞、肾俞定位图　　　　　　关元定位图

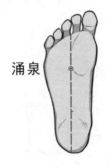

涌泉定位图

小儿厌食

小儿厌食多由于喂养不当，他病伤脾，先天不足，情志失调引起，主要因脾胃不和，纳化失健，造成厌食。本病治疗，以运脾开胃为基本原则，以艾灸恢复脾胃转运之机，脾胃调和，脾运复健，则胃纳自开。

主穴

身柱　脾俞　中脘　建里　四缝

艾灸体位及顺序	（俯卧）身柱→脾俞（双）→（仰卧）中脘→建里→四缝（双）
灸法及时间	身柱、脾俞双侧、中脘、建里各行温和灸或温灸器灸 20 分钟，四缝穴双侧各行回旋灸 15 分钟
疗程	每天或隔天 1 次，10 次为 1 个疗程，1~3 个疗程

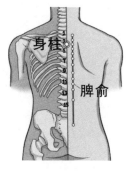

身柱、脾俞定位图

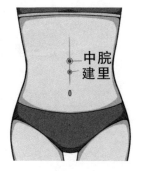

中脘、建里定位图

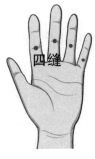

四缝定位图

辨证配穴

1. 脾失健运型

症状：食欲不振，厌恶进食，食而乏味，食量减少，或伴胸脘痞闷、嗳气，大便不调，偶尔多食后则脘腹饱胀，舌淡红，苔薄白或薄腻，脉尚有力。

治法：调和脾胃，运脾开胃。

配穴

足三里：回旋灸，双侧各 15 分钟。

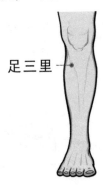

足三里定位图

2. 脾胃气虚型

症状：不思进食，食而不化，大便偏稀夹不消化食物，面色少华，形体偏瘦，困倦乏力，舌质淡，苔薄白，脉缓无力。

治法：健脾益气，佐以助运。

配穴

膻中：温和灸或温灸器灸，20 分钟。

神阙：温和灸或温灸器灸，20 分钟。

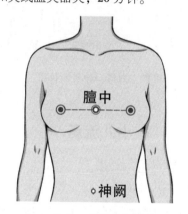

膻中、神阙定位图

3. 肝脾不和型

症状：厌恶进食，常叹息、嗳气，胸胁痞满，性情急躁，面色少华，神疲肢倦，大便不调，舌质淡，苔薄白，脉弦细。

治法：疏肝健脾，理气助运。

配穴

膻中：温和灸或温灸器灸，20 分钟。

期门：温和灸或温灸器灸，15 分钟。

神阙：温和灸或温灸器灸，20 分钟。

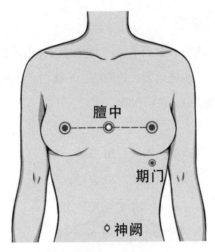

膻中、期门、神阙定位图

小儿流涎

小儿流涎是指小儿唾液过多而引起口涎外流的一种常见病症。中医认为本病多由饮食不当导致脾虚生湿，湿而化热，熏蒸于口，或脾胃虚弱，固摄失职等引起唾液从口内外流。

主穴

大椎　身柱　中脘　神阙

艾灸体位及顺序	（俯卧）大椎→身柱→（仰卧）中脘→神阙
灸法及时间	大椎、身柱、中脘、神阙各行温和灸或温灸器灸15~20分钟
疗程	每天或隔天1次，10次为1个疗程，3~5个疗程

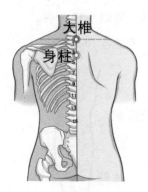

大椎、身柱定位图

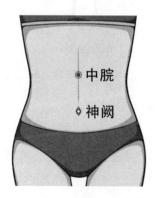

中脘、神阙定位图

辨证配穴

1. 脾胃湿热型

症状：流涎黏稠，口气臭秽，食欲不振，腹胀，大便干结，小便黄赤，舌质红，苔黄腻，脉滑数，指纹色紫。

治法：清热泻脾，利湿止涎。

配穴

阳陵泉：回旋灸，双侧各 10 分钟。

丰隆：回旋灸，双侧各 10 分钟。

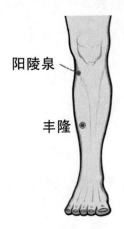

阳陵泉、丰隆定位图

2. 脾气虚弱型

症状：流涎清稀，口淡无味，面色萎黄，形体消瘦，食欲不振，易消化不良，大便稀溏，舌质淡红，苔薄白，脉虚弱，指纹淡红。

治法：健脾益气，固摄止涎。

配穴

脾俞：温和灸或温灸器灸，双侧各 20 分钟。

足三里：回旋灸，双侧各 15 分钟。

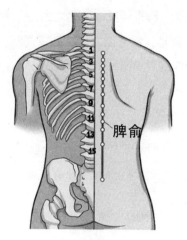

脾俞定位图

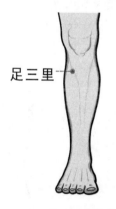

足三里定位图

小儿贫血

小儿贫血多见于 6 个月到 3 岁的婴幼儿，先天禀赋不足是其重要原因。血液是维持人体生命活动的重要物质，其化生与肝心脾肾四脏密切相关。脾胃为气血生化之源，心主血，既行血又生血，肝藏血，肾藏精，精为血之本，肝肾同源，精血相互转化。故治疗贫血从此四脏入手。

主穴

大椎　脾俞　中脘　神阙

艾灸体位及顺序	（俯卧）大椎→脾俞（双）→（仰卧）中脘→神阙
灸法及时间	大椎、中脘、神阙、脾俞穴双侧各行温和灸或温灸器灸 20 分钟
疗程	每天或隔天 1 次，7 次为 1 个疗程，3~6 个疗程

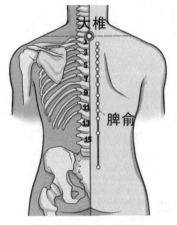

大椎、脾俞定位图

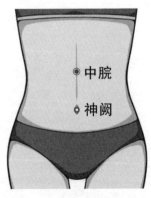

中脘、神阙定位图

辨证配穴

1. 脾胃虚弱型

症状：面色萎黄，眼睑苍白，唇甲色淡，神疲困倦，气短懒言，食欲不振，大便不调，舌质淡，苔薄白，脉细无力，指纹淡红。

治法：健脾运胃，益气生血。

配穴

足三里：回旋灸，双侧各 15 分钟。

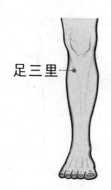

足三里定位图

2. 心脾两虚型

症状：面色萎黄，眼睑、唇甲苍白，心悸怔忡，头晕目眩，气短乏力，夜寐不安，舌质淡，苔薄白，脉细弱，指纹淡红。

治法：养心健脾，益气生血。

配穴

膻中：温和灸或温灸器灸，20 分钟。

涌泉：回旋灸，双侧各 15 分钟。

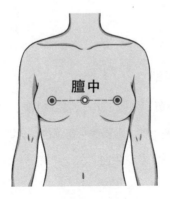

膻中定位图

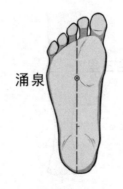

涌泉定位图

3. 脾肾阳虚型

症状：面色及眼睑苍白，口唇苍白，发黄稀少，精神萎靡，畏寒肢冷，便溏，或完谷不化，消瘦或浮肿，少气懒言，发育迟缓，舌淡胖，苔白，脉沉细无力，指纹淡。

治法：温补脾肾，益气生血。

配穴

关元：温和灸或温灸器灸，20分钟。

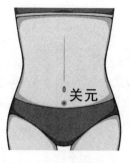

关元定位图

小儿夜啼

小儿入夜啼哭不安，时哭时止，或每夜定时啼哭，甚则通宵达旦，称为夜啼，长此以往，睡眠不足，生长发育受影响。本病病位主要在心脾，主要病机为脾寒、心热、惊恐，寒则痛而啼哭，热则烦而啼哭，惊则神不安而啼哭。

主穴

心俞　脾俞　肾俞

艾灸体位及顺序	（俯卧）心俞（双）→脾俞（双）→肾俞（双）
灸法及时间	双侧心俞、脾俞、肾俞各行温和灸或温灸器灸20分钟
疗程	每天或隔天1次，10次为1个疗程，1~3个疗程

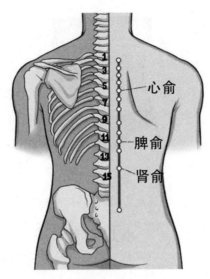

心俞、脾俞、肾俞定位图

辨证配穴

1. 脾寒气滞型

症状：哭声低微，时哭时止，睡时喜蜷曲，腹喜按，四肢欠温，食欲不佳，大便溏薄，小便色青，面色青白，舌苔薄白，指纹多淡红。

治法：温脾散寒，行气止痛。

配穴

神阙：温和灸或温灸器灸，20 分钟。

关元：温和灸或温灸器灸，20 分钟。

足三里：回旋灸，双侧各 15 分钟。

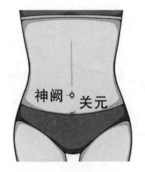

神阙、关元定位图

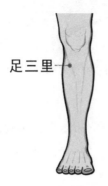

足三里定位图

2. 心经积热型

症状：哭声较响，见灯尤甚，哭时面色红赤，烦躁不安，身暖，大便干结，小便短黄，舌尖红，苔薄黄，指纹多紫。

治法：清心导赤，泻火安神。

配穴

少海：回旋灸，双侧各 10 分钟。

劳宫：回旋灸，双侧各 10 分钟。

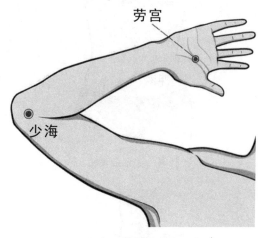

少海、劳宫定位图

3. 惊恐伤神型

症状：突然啼哭，似见异物状，哭声尖锐，时高时低，时急时缓，神情不安，紧偎母怀，面色乍青乍白，舌苔正常，脉数，指纹色紫。

治法：镇惊安神，补气养心。

配穴

膻中：温和灸或温灸器灸，20 分钟。

关元：温和灸或温灸器灸，20 分钟。

涌泉：回旋灸，双侧各 15 分钟。

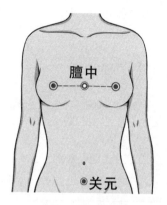

膻中、关元定位图

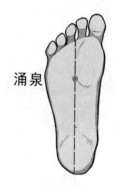

涌泉定位图

小儿遗尿

小儿遗尿是指 3 周岁以上特别是超过 5 周岁的小儿在睡梦中小便自遗不自知，醒后方觉，每周尿床超过一定次数的一种病症。中医认为此多由肺、脾、肾三脏功能失调，有时也因心肾不交或肝经湿热下注而致。病机为三焦气化失司，膀胱约束不利。

主穴

神阙 关元 命门 八髎

艾灸体位及顺序	(仰卧)神阙→关元→(仰卧)命门→八髎
灸法及时间	神阙、关元、命门、八髎各行温和灸或温灸器灸20分钟
疗程	每天或隔天1次,5次为1个疗程,3~6个疗程

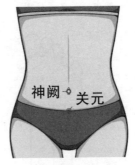

神阙、关元定位图

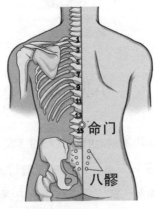

命门、八髎定位图

辨证配穴

1. 下元虚寒型

症状：夜间遗尿，多则一夜数次，尿量多，小便清长，面色少华，腰膝酸软，畏寒肢冷，神疲倦怠，舌质淡，苔白滑，脉沉无力。

治法：温补肾阳，培元固本。

配穴

肾俞：温和灸或温灸器灸，双侧各 20 分钟。

涌泉：回旋灸，双侧各 15 分钟。

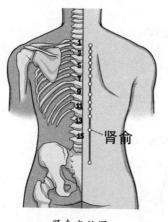

肾俞定位图

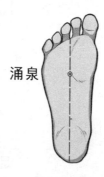

涌泉定位图

2. 肺脾气虚型

症状：夜间遗尿，日间尿频而量多，小便清长，大便溏薄，面色少华或萎黄，神疲乏力，食欲不振，自汗、动则多汗，经常感冒，舌质淡红，苔薄白，脉弱无力。

治法：健脾补肺，益气升清。

配穴

膻中：温和灸或温灸器灸，20 分钟。

足三里：回旋灸，双侧各 15 分钟。

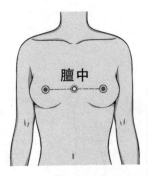

膻中定位图

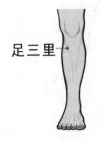

足三里定位图

小儿发育迟缓

小儿发育迟缓主要表现为五迟、五软；五迟是指立迟、行迟、齿迟、发迟、语迟；五软是指头项软、口软、手软、足软、肌肉软。本病或由先天禀赋不足，或由后天调养失宜所致。

主穴

百会 大椎 身柱

艾灸体位及顺序	（俯卧）百会→大椎→身柱
灸法及时间	百会穴行回旋灸 15 分钟，大椎、身柱各行温和灸或温灸器灸 30 分钟
疗程	隔天 1 次，15 次为 1 个疗程，3~6 个疗程

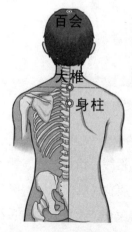

百会、大椎、身柱定位图

辨证配穴

1. 肝肾亏虚型

症状：发育迟缓，坐、站、行、萌齿等明显迟于正常同龄小儿，头项软，头型方大，囟门宽大，目无神采，反应迟钝，善惊，夜卧不安，舌质淡，舌苔少，脉沉细无力，指纹淡。

治法：补肾填髓，养肝强筋。

配穴

肝俞：温和灸或温灸器灸，双侧各 20 分钟。

肾俞：温和灸或温灸器灸，双侧各 20 分钟。

涌泉：回旋灸，双侧各 15 分钟。

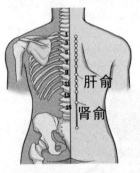
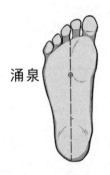

肝俞、肾俞定位图　　　涌泉定位图

2. 心脾两虚型

症状：语言发育迟缓，精神呆滞，智力低下，头发生长迟缓，发黄稀疏，四肢痿软，肌肉松弛，口角流涎，吮吸咀嚼无力，或见弄舌，纳食欠佳，大便秘结，舌淡胖，舌苔少，脉细缓，指纹色淡。

治法：健脾养心，补益气血。

配穴

神阙：温和灸或温灸器灸，20 分钟。

关元：温和灸或温灸器灸，20 分钟。

足三里：回旋灸，双侧各 15 分钟。

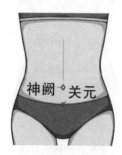

神阙、关元定位图

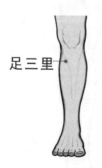

足三里定位图

3. 痰瘀阻滞型

症状：失聪失语，反应迟钝，动作不自主，或有吞咽困难，口流痰涎，喉间痰鸣，或关节强硬，肌肉软弱，或有癫痫发作，舌体胖，有瘀斑瘀点，脉沉涩或滑，指纹暗滞。

治法：涤痰开窍，化瘀通络。

配穴

中脘：温和灸或温灸器灸，20分钟。

神阙：温和灸或温灸器灸，20分钟。

丰隆：回旋灸，双侧各15分钟。

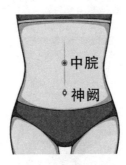

中脘、神阙定位图

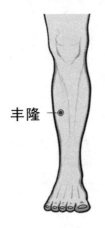

丰隆定位图

艾疗病案精选

（1）李女士，29岁，湖南人，常住常州。与丈夫结婚7年，习惯性流产3次，后未能怀孕，医院诊断为"不孕症"，建议试管治疗。后李女士经人介绍来我处调理。经仔细询问，李女士平时常有腰膝酸软，自觉乏力，常感喉中异物堵塞，对待事物悲观，纳食不香，夜寐差，体型肥胖。艾疗方案为百会、大椎、命门、天突、神阙、关元、足三里、肝俞、肾俞、三阴交等穴。第1天灸后大哭，诉身体感前所未有之舒适；后每日来灸，1周后腰膝酸软有所减轻；2周后乏力、心情有所改善；灸1个月后发现腰围明显变细，喉中异物感消失；继续艾灸3个疗程后告知怀孕，后足月产1子。

（2）吴先生，48岁，南京人。不能勃起1年余，伴夜尿多，性欲减退，整体面色晦暗，精神不振，昏沉，眼神透着惊恐，大便溏，情志不畅，絮絮叨叨，消极情绪，腰围变大。平素不易与人亲近。艾疗方案取大椎、百会、命门、八髎、涌泉、膻中、关元、三阴交。1次后自觉神清气爽，胃口大开，脚底自觉有力；1周后大便成形，小腹变小；后每周巩固2次，2个月后自觉心情舒畅，性欲增加，渐正常性生活。

（3）张先生，74岁，芜湖人。心悸伴胸前区憋闷、堵塞感10年余。患者10余年前胸前部时有紧闷、堵塞感，偶有心前区疼痛，心跳慢间作，查心电图显示心率最慢时40次/分，医院建议安装心脏起搏器，暂拒，求治无果，遂来我处调理。平素有"肺大泡"病史，咳嗽，伴白痰，量多。来时，胸前部堵塞、紧闷感，偶有心前区疼痛，诊脉示：心律不齐，心跳缓慢，心跳大约45次/分，伴咳嗽、大量白痰，夜尿频多，纳可。故辨证为肝肾亏虚，心阳不振。主灸百会、大椎、命门、涌泉，每天1次，每穴灸30分钟，灸7天，患者咳痰量少，胸前区憋闷、紧缩感缓解，心跳恢复至50次/分，后加关元、气海，再灸7天，已无咳痰，夜尿减少，心跳次数增加，50~60次/分。

（4）李阿姨，57岁，芜湖人。胃部堵塞感5天。患者5天前进食板栗后感板栗划伤食管，伴进食、吞咽堵塞感，胃脘疼痛，嗓有异物感，时有咳嗽，偶有心慌、胸闷、气短。当地医院就诊，予雷贝拉唑、枸橼酸铋钾片（丽珠得乐）口服，未见缓解。遂来我处进行艾灸调理，患者初来感咽部异物感，吞咽堵塞感明显，伴咳嗽，夜间潮热盗汗，诉早年就有泌尿系统疾病，尿频，尿急，时有尿意，查残余尿量，尿常规均未见异常。第1天取大椎、命门、涌泉、膻中、中脘、神阙、关元、足三里、丰隆，灸完当即感精神极佳，尿频、尿急较前明显好转；第2天，上述穴位基础上加天突、廉泉、三阴交，患者嗓中异物感，进食、吞咽梗阻感好转，夜间潮热好转；第3天，循任脉从廉泉灸至关元，患者自诉回家后，吐几口白痰，觉吞咽异物感、堵塞感当即消失，无咳嗽气喘，无胃脘疼痛及烧灼感，小便顺畅，夜寐安稳，但仍有纳食不香，遂继续灸治调理1周，已无不适。

（5）姚先生，50岁，马鞍山人。长期腹泻，大便不成形，尿频。因长期喝酒工作压力大，体质较差，其定期查肠镜未见明显异常，有前列腺钙化。其本人比较焦虑，曾幻觉自己肠癌，至我处调理，辨证其肺气虚，肺跟肠相表里，肠不蠕便，脾胃虚寒便不成形，肾气虚膀胱精气不足，尿浊排不尽，毒素聚集膀胱，灸疗选穴：命门、肺俞、膀胱俞、神阙、气海、关元、水分、足三里、三阴交。灸疗第1天后感觉腰暖，膀胱肿胀缓解；3天后腹泻，由1天5次变为1天2次并大便成形；10天后大便正常，夜尿频率减半，面色暗黑转黄；半个月后，腹泻症状消失，夜尿只有1~2次。该男士感觉两腿走路由两腿灌铅到两腿轻盈，经2个月调理后大小便正常。

（6）王先生，55岁，芜湖人。颈部不适5年，颈部僵硬，伴失眠，头昏头晕，偶有手指麻木。曾于某大型医院检查示C3/4、C4/5、C5/6椎间盘突出，颈椎退行性病变，诊断为颈椎病。口服药物，行针刀等治疗无缓解。经人介绍至我处调理，取百会、大椎、膏肓、命门、涌泉、委中、关元、足三里。灸1次后自觉痛、痒、烫，当晚睡眠可持续5个小时，颈部感轻松；第2次灸后原本偶发头痛亦有好转；灸1个月后王先生颈项部无明显不适，且意外发现之前饮酒后胃会痛几天，经艾灸调理后，饮酒胃部无明显不适感，且酒量稍增，原本亦有小便解不出症状，灸后小便舒畅。现每月定期来我处调理身体。

（7）徐先生，62岁，南通人。腰痛伴右臀部及右下肢放射痛，晚上 10 点至次日凌晨 3 点疼痛最甚，行走受限，当地医院诊断 L3/4、L4/5 椎间盘突出，压迫坐骨神经，在私人诊所拔罐、贴药膏半个月，不仅没有缓解反而加重病情，经原来在我处调理好的苏州朋友介绍来到我处调理。经查看患侧大腿承扶穴下面有陈旧性手术疤痕，疤痕四公分，徐先生自诉切断两根神经导致患侧臀部以下严重肌肉萎缩。调理方案为补肾气、健脾胃，取命门、肾俞、秩边、承扶、委中、昆仑、涌泉、悬钟等穴。第 1 天调理，晚上疼痛缓解，稍有不适，嘱热敷后疼痛缓解，能正常睡觉；4 天后稍有反复，灸后不再疼痛，稍有不适热敷能缓解，此后一直调理；15 天后徐先生意外发现原来小便有排不尽、灼热及痛感，经艾灸后小便能顺利排出，并能排尽，无任何不适感；1 个月后肌肉萎缩较前改善，遂来定期保养，现肌肉萎缩改善明显。

（8）张女士，30 岁左右，上海人。经常身上长疹，瘙痒难耐，每于发作后于医院就诊静滴抗过敏药物才可恢复。又一次发作后来我处调理，观皮疹为大小不一的风团，颜色较淡，瘙痒难耐，平素口干，盗汗。艾疗方案为养血祛风，取大椎、曲池、血海、三阴交等穴。灸 3 天后瘙痒减轻，感觉身体轻松并无其他不适症状；7 日后恢复如常。继续于我处调理，后发作频数渐少。

（9）小儿，男，7 岁。发热伴咳嗽气喘数日，医院诊断为肺炎，静脉滴注抗生素后热退，咳嗽气喘好转，但仍时有咳嗽，来我处调理。该患儿面色稍黄，时有咳嗽，咳声重浊，喉间痰声辘辘，食欲不振，大便粘马桶。取大椎、肺俞、肾俞、天突、膻中、中脘、神阙穴艾灸，每日 1 次，做好排烟处理。灸 3 日后患儿咳声较前清脆，痰出；1周后妈妈诉食欲较前增加；灸半个月后患儿恢复。现一直于我处调理增强体质。

（10）小马，女，20岁，合肥人。外伤脾破裂出血后默默不语，夜不能寐半年。半年前，不慎外伤致脾破裂大出血，于当地医院住院治疗，脾破裂基本恢复。但自此以后，默默不语，不愿与人沟通，表情差，面色萎黄，茶饭不香，懒言少动，稍动即气短喘息，月经推迟，量少，每次月经来之前均有痛经。苔白腻，脉缓无力。其母亲带其前往各大医院进行诊治，均未见明显好转，遂来我处进行调理。我辨其为心脾两虚，气血生化乏源，取百会、大椎、心俞、厥阴俞、命门、膻中、神阙、足三里。第1次灸毕，走路气短、喘息好转，遂继续灸治3天，饭量渐长，吃饭渐香，睡眠好转，见面时面带笑容，会主动与人交流；继续调理2个月，体型渐胖，面色红润，月经正常，量较前增多，痛经明显缓解；再继续调理1个月，上述不适均消失，恢复如常。